# 新腦內革命

茂雄71歲，擁有28歲青春的不老奇蹟！

【增訂版】

日本東京大學醫學博士／融合東、西方醫學
春山茂雄 醫師 著

基因功能營養醫學專家
劉博仁 導讀

胡慧文 譯

目錄

## 第二章 有益身、心、腦的46項秘訣

第三章
## 如何促進抗老化荷爾蒙分泌



第四章
## 內臟脂肪與癌症無異！

## 第五章 消除活性氧毒素的訣竅

第八章

# 「新腦內革命」，我的健康之道

推薦序1

# 人老心不老，讓大腦年輕

春山茂雄是我喜歡的，也是我尊敬的醫師作家，他在一九九五年出版的《腦內革命》一砲而紅，對做腦科學研究的我們來說，不啻是「腦的世代」的完美科普版。

事隔十七年，春山茂雄的新作《新腦內革命：春山茂雄71歲，擁有28歲青春的不老奇蹟！》，相信也會轟動。雖然他已年過七十歲，但他覺得他的身心只有二十八歲，可見他對現代人的最大願望「健康又長壽」很重視，他的新書，可說與時代的脈動接軌。

春山茂雄是日本東京大學的醫學博士，並出身東方傳統醫學世家，而能融會貫通東西醫學。此外，從四歲到十八歲，他被送到禪寺過活，使他亦有宗教的濟世救人情懷，像一股清流，注入混濁紛亂的社會。所以，春山茂雄在近代醫師作家中，身分相當特殊。

他在本書結尾寫道：「生在這個時代，只有身體的健康尚且不足，更重要的是心靈的健康。所以，在日常生活中，從事冥想等東方的養生修行之道，每天務必給自己一點跳脫日常的『非常時刻』。」他的真健康，是要身心皆受益，並以冥想相輔相成，個人覺得，這是很好的構想，尤其近代腦科學的研究指出，冥想可能延緩大腦的老化。

靜坐冥想（meditation）可能預防大腦的老化，主要來自哈佛醫學院的研究團隊，由拉薩爾（Sara Lazar）博士主持。此種趨勢表示，冥想的科學研究已由有名的學術界進行。哈佛的研究顯示，長期的靜坐冥想能改變大腦的結構和功能，受影響的腦區，與注意力以及刺激的感受有關，例如，大腦的前額葉皮質、杏仁核、腦島等，這些腦變化表示，禪修可能延緩某些大腦區域因年齡而引發的大腦萎縮。

所以，春山醫師鼓勵的冥想，可能預防大腦老化，是有科學根據的。

個人覺得，現代是「腦的時代」，也是「心靈的時候」，我們必須對「大腦」和「心靈」有更深的了解，才能體會要「健康長壽」須先預防「大腦的老化」。正如春山醫師所說的「透過冥想，平衡身心健康」，冥想也許是《新腦內革命》的一個重要階梯。

林口長庚醫院榮譽副院長、美國密西根大學神經生理學博士　朱迺欣

推薦序2

# 不只要活得老，還要活得好！

古人道：「上醫醫未病之病，中醫醫欲病之病，下醫醫已病之病」，曾經在傳統西醫體制行醫多年的我，對於傳統西醫因為種種限制只能做到治療疾病，卻無法在人們生病前教導大家如何維持健康而深感無奈。直到投入抗衰老醫療，面對想要積極維持健康、長保青春的客人，我以促進健康為出發點，給予深入日常生活的全方位醫療照護。這十八年一路走來，我深信這樣的醫療模式才是真正能夠改善疾病的醫療。

正如本書作者春山茂雄醫師認為，藥物不是治療疾病的根本之道，慢性疾病光靠藥物治療是不夠的，因為這些疾病多是長期飲食不當、生活型態不良所致，單純用藥只能治標不治本。面對漸漸逝去的青春年華，文中提到「所謂老化，就是組織細胞數量的減少」，這也是不爭的事實。荷爾蒙的減少與細胞的數量、功能與活性有著密不可分的關係，而荷爾蒙受到免疫及自律神經系統的相互調節，正確的飲食方式、良好的生活型態、規律運動、適時紓壓正是對自律神經和免疫系統有很大的幫助，也因此能讓內分泌的衰退變緩。近年來，細胞科技進步迅速，未來的細胞應用更是指日可待。

健康是生命中最重要的資產。預防勝於治療，健康應該要及時照顧，而非等到失去了才正視。唯有主動追求健康，並身體力行，健康自然可以維持在一定的水平，而青春活力也會隨健康而來。在這一本《新腦內革命：春山茂雄71歲，擁有28歲青春的不老奇蹟！》，作者春山茂雄醫師大方分享了自己的健康秘訣，也希望想要追求健康的你可以藉由閱讀此書而有所收獲！

美國暨世界抗衰老醫學會亞洲區會長、安法抗衰老醫療集團創辦人　王桂良

推薦序3

# 迎接「身腦和諧」的新紀元

翻開書櫃上的《腦內革命》，泛黃的書頁透露出已經十七個寒暑了。當年春山茂雄先生，主張「認知與情緒」透過腦內荷爾蒙的作用，影響疾病與健康，人們應該追求「不生病的醫療」，而造成相當的震撼。睽違多年，七十一高齡的他，再度用旺盛的生命力作見證，推出新作《新腦內革命：春山茂雄71歲，擁有28歲青春的不老奇蹟！》。閱讀此書後令人非常欣喜，嶄新的觀念與我在臨床實踐上的經驗與省思不謀而合，教人不禁讚嘆：追求身腦和諧的時代已經來臨了！

新作中歸納了最新的科學研究與發現，透過東西方醫學的融合，闡明心靈與肉體無法分割。人們得以經由身心的平衡來提昇大腦$\alpha$波，達到延緩老化及維持青春的理想。這些論點與近年來心理學及神經生物學的發展相當一致，讓我們了解到「大腦的作用機制」，不僅影響我們的健康，還主宰著我們對愛與幸福的感受。

對於現代人最感困擾的糖尿病、高血壓、代謝症候群以及癌症，本書亦以獨到的見解，剖析其根本成因，同時針對現代醫學的不足，透過正確的飲食選擇、荷爾蒙刺激運動，配合呼吸與冥想，尋求補救之道。此外，作者還以數十項具體的方法，引領讀者輕鬆在日常生活中養成好習慣，進而達到防治疾病、增進活力、預防癌症的目標。

《新腦內革命》是本您不能錯過的好書，它不僅是極佳的養生指南，更為我們帶來一項重要訊息：透過身體與心靈的修為，人們可以找到內在的覺醒與能量，創造出不一樣的人生。

龍合骨科診所院長、台大醫學院附設醫院骨科部教學兼任主治醫師　游敬倫

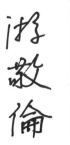

導讀

# 一本「生龍活虎到天年」的最佳指南！

本身從事營養醫學的我，因為積極推廣自然療法而廣泛涉獵各種這類知識及論文，本書《新腦內革命：春山茂雄71歲，擁有28歲青春的不老奇蹟！》一書中，作者許多主張與我所推廣的疾病治療觀念不謀而合，值得與讀者分享。

其中，本書作者春山茂雄醫師不但是日本東京大學醫學博士，而且精通中醫。他把所有醫療專業知識做通盤活用，並且將有益於病人的醫療推廣出去，自豪的說「身為醫生的我，如今的夢想就是：讓不需要醫生照顧的人越多越好」；也就是說，我想要讓更多的人不生病，享有身心健康又活力幸福的長壽人生。

在台灣，雖然有部分醫學院的師生、執業醫師排斥其他的治療方法，包括中醫。然而，在我剛出道擔任住院醫師時，親眼看見資深主治醫師用針灸在十五分鐘內緩解了急性腰扭傷患者的強烈疼痛，從此我很用心學習，並以優異成績取得針灸醫師資格。對醫師而言，「救人」和「治病」，並沒有所謂絕對的、唯一的好辦法，一味的強調本位主義是非常不智的。只要對患者有幫助，不論是中醫、針灸、藥草或營養醫學等等，都應該採取開放的態度多了解和學習，這才是患者之福。

此外，春山博士呼籲：今後的醫療，將進入「預防重於治療」的時代，所以醫生的角色也要從「治療醫」變成「健康醫」。意思就是說，今後會是一個「不等到生病才著手治療，而是從一開始就不讓疾病有機可乘」的預防醫學時代。因此提倡以生活、飲食、運動、心靈等原則來調適，進而不用藥物，達到疾病不用藥醫的境界。由於這與現今重視營運績效的醫療產業無異背道而馳，他因此遭受所謂主流的醫界不斷撻伐，但仍長期堅持，並獲得廣大民眾支持。

在我看來，春山博士是最呼應民眾期待的好醫師，因為過度依賴藥物，確實會造成本體自癒力的逐漸喪失，就像我的第一本書《疾病，不一定靠「藥」醫》當中所強調：不是所有的身體不適都需要吃藥，甚至一些疾病可以藉由飲食、運動、睡眠、心靈放鬆等技巧達到不藥而癒的境地。

在這本《新腦內革命》一書中，作者首度公開自己年過七十歲，體內年齡只有二十八歲的祕密，方法就在於(1)刺激生長荷爾蒙分泌；(2)清除內臟脂肪；(3)消除壞的活性氧；(4)保持身心靈平衡；(5)力行健康習慣等五大關鍵，並分享四十六項他平日身體力行的健康小撇步，都非常值得讀者細讀。更難能可貴的是，作者不厭其煩的反覆說明，癌症其實可以預防，可說是本書極為珍貴而必須詳讀的內容。

春山博士在本書提到：近來，期望自己可以「生龍活虎到天年」。意謂上了年紀一樣活跳跳，享盡天年就一命歸西，不需要長期臥病等死，這是很多人的願望。不會有人樂意見到自己將來失去意識，還必須靠維生器苟延殘喘，或是每天依賴藥物，在醫院裡受苦終老。而當今樂享天年的大敵就是癌症，由於抗癌劑剝奪病人的體力和氣力，這些病人不少是在半死不活的狀態下渡過自己的餘生。事實上，很多癌症病患並不是被癌細胞打敗，而是因為體力不支、營養不夠、免疫力下降而失去寶貴的生命。

在國外，營養醫學已經成為很重要的防癌與癌症輔助療法，早已成為一門顯學，被許多醫療院所採用並大力推行。身為醫療專業人員，我希望透過自己在營養醫學的專業，與春山博士一樣，為大多數疾病的預防，甚至疾病的輔助治療上，提供最好的營養照護建議。

台中澄清醫院中港院區營養醫學門診主任、台北菁英診所功能醫學抗老中心營運長　劉博仁

劉博仁

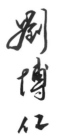

第一章

# 糖尿病
# 別注射胰島素！

## 謬誤百出的現代醫療

你的血糖值過高嗎？據說，現今日本的糖尿病患與糖尿病的後備大軍竟高達二千萬人。

因為血糖值過高而上醫院的人，通常會得到如下的治療。

首先，醫生會面對患者，正色說道：「你的血糖值高了一點，如果無法把它降下來，而讓糖尿病惡化，後果就嚴重了。我給你開促進胰島素（消解血液中糖分的荷爾蒙）分泌的藥，請務必要按時服用。」（或是直接為病人施打胰島素）

像這樣，持續接受口服或注射治療的病患，做了追蹤檢查以後，發現血糖值真的降下來，他們會讚嘆說：「太好了！本來已經飆到兩百的血糖降到一百二十呢！這醫生實在高明，把我的病都治好了！」

且慢，這簡直是滑天下之大稽，犯了十分顯而易見的離譜錯誤。這樣的治療基礎，是建立在「因為胰島素不足，才會罹患糖尿病，所以需要更多胰島素」的古老觀念上，用這種邏輯治糖尿病，想要回復健康不成，反而更傷害健康。

胰島素有消解血液中糖分的作用，所以服用促進胰島素分泌的藥物，或是施打胰島素，確實能夠降低血糖值。

然而，各位可曾想過血液中這些多餘糖分到哪裡去了呢？

事實上，它都轉化為脂肪型態，囤積在人體內了。

以清掃來比喻的話，這就好像是把餐桌上的剩飯，用面紙之類的東西簡單包一包，偷偷丟棄在屋子裡不顯眼的角落，乍看之下，餐桌收拾得整潔乾淨，但是被暗地隨意棄置在角落裡的廚餘卻發出陣陣惡臭，黴菌四散，整間屋子成為髒亂的巢穴。如果是這樣，還不如把剩飯直接留在桌子上要來得好，至少，我們還會認真想要解決餐桌上的剩飯問題。

同樣的，血液裡的多餘糖分還有其他方法可以解決，避免血糖過高危害健康，然而一旦讓它轉變成為素有「萬病之源」稱號的內臟脂肪，那麻煩就更大了。而這都是拜胰島素治療之賜。

## 血糖值降低，不等於健康

這是個醫學教育普及、連小孩都知道什麼是「新陳代謝症候群」❶的時代，大家也早已經明白蓄積在腹部的內臟脂肪是引發各種疾病的根源。以藥物來消解血糖，會逐漸累積內臟脂肪，其危害就連血管也不得倖免。由血糖轉化成的脂肪也會堆積在血管內，造成血液濃濁，讓人早日歸天。目前醫學界已經知道堆積在內臟的脂肪會釋放出各種各樣的「毒」，當中還包括阻抗素（resistin）、腫瘤壞死因子α（Tumor Necrosis Factor α, TNFα）等物質，它們會弱化胰島素的效用，招致以下的惡性循環：

把血糖值過高歸咎於胰島素不足→投與促進胰島素分泌的藥物→血糖轉化為內臟脂肪→內臟脂肪分泌出阻礙胰島素發揮正常效用的劇毒物質。

病人總以為只要血糖值降下來，自己就會健康，這樣的錯誤認知，讓他們看到醫生開出處方藥物就覺得心安，才會放任如此滑稽的治療手段到處橫行。

事實上，血糖值過高並非胰島素分泌不足，而是它的效用不好，無法正常發揮消解糖分的作用，所以是「質」的問題，而不是「量」的不足。根據研究，從健康的百歲人瑞身上，可以找出三項共通點，其中之一，就是「體內胰島素濃度低」。也就是說，健康長壽的人血中胰島素濃度普遍較低，一般認為這是因為他們的胰島素效用高，所以少量就能達到功效。會把飲食轉化為脂肪的胰島素，對身體而言無疑是「劇毒」，所以胰島素量少、質精、效率高，才是健康之福。

反觀現在面臨胰島素不足而血糖飆高的人，其實在演變到如今這個局面之前，已經歷過一段大量耗用胰島素的時期，正因為他們的胰島素沒有發揮良好的效用，身體才會被迫分泌出更多胰島素來助陣。但是即便如此，還是無法降低血糖到正常標準，所以醫生祭出刺激胰島素分泌的藥物，硬是逼身體擠出更多作用效率差的胰島素，結果又加重囤積內臟脂肪的風險，反而招來更多的毒。

那麼，真正的治療應該如何進行才好呢？

---

譯註❶：新陳代謝症候群（Metabolic Syndrome），是指內臟脂肪型肥胖（內臟肥胖、腹部肥胖）導致高血糖、高血壓、血脂異常當中的任兩種以上合併狀態。

對高血糖的患者來說，透過運動消耗血糖，將多餘的血糖轉化為能量，這才是真正的治療。再次以清掃來比喻的話，就是把餐桌上的剩飯拿來作為庭院或陽台上的家庭菜園肥料，透過妥善運用做有效處理。這麼一來，屋子裡就不會有垃圾堆積，好比體內不會囤積「萬病之源」的內臟脂肪一樣。

## 運動可以提升胰島素效用，降低血糖值

究竟血糖是要經過有效利用，成為能量而消解掉？還是只求眼不見為淨，把它藏起來？雖然餐桌看起來都一樣乾淨整潔，但是二者發展出來的結果卻天差地別。

如果要簡單說明運動與胰島素的關係，我們可以說：**運動能提高胰島素的效用，想要以少量的胰島素就達到必要的作用，運動絕對是關鍵。**從事運動，能夠讓胰島素有效利用血糖產生能量；如果不運動，選擇一味依賴胰島素補充，這些胰島素只會把血糖變成脂肪囤積起來。所以，基於現實需要而不得不補充胰島素的人，必定還要加上運動，這一點完全沒得商量，否則，用藥只會傷害健康。

本來，醫生的職責應該是在為病人打針開藥前，就把前述生病的來龍去脈先對病人充分說明清楚，妥善指導病人藉由運動消解血糖，來降低過高的血糖值。有良心的醫生會敦促患者說：「你要運動。」不過我認為事關重大，所以醫生有必要進一步展現強硬的態度，警告病人：「你如果不運動，我就不開藥給你。」

單純為病人打針吃藥，對醫生來說省時省事，又可以餵養荷包。以注射胰島素為例，健保給付點數多，病人看到血糖下降也很開心。

而如果真正為病人著想，醫生不給藥不打針，還要做很多衛教說明與生活指導，這樣是無法維持醫院經營的。現今的日本醫療制度便是如此鼓勵醫生開藥。這麼說對病人未免失禮，不過事實就是：醫院「以藥物為餌」，只要開出藥物，病人就不斷上鉤，掏出醫藥費。說得極端一點，醫生認真指導病人不用藥物而把疾病治好，他就不會有收入（因為病人不必再上醫院了）；病人不必一再「回鍋」，醫生也失去他固定的「顧客來源」。

當然，因為遺傳因素導致無法分泌胰島素的第一型糖尿病患，必定要注射胰島素不可。我在本書討論的糖尿病，都是指因為生活習慣病所誘發的第二型糖尿病。

胰島素是身體不可或缺的重要荷爾蒙，當病況嚴重到必須少量注射才能保命時，我們實在無法拒絕施打。

## 胰島素對人體是劇毒

只是，像現在的醫學這樣把胰島素無條件視為「善類」，實在大有問題。請容我一再反覆強調，從「胰島素製造萬病之源的內臟脂肪」這點來看，胰島素對身體而言就是「劇毒」。然而只講求表面工夫，又以眼前結果論成敗的現代醫療卻說，「不足就該不斷補充，只要血糖值降下來就ＯＫ」。如果不能好好追究這麼做的真正後果，如此處置方法就不是為病人著想的有效醫療。

像筆者這樣吝於用藥的醫生，或許世間少有。一般來說，即使是坊間的小藥局也有八百種藥物，大藥局則有將近二千種藥物的「配備」，但是筆者個人經營的診所，多年來連同軟膏在內只有三十種藥物，就足以治療所有的病人。不但如此，診所還因為不用藥卻治療有成，而小有名聲呢！

究竟我是怎麼辦到的？讀者們只要繼續看下去，應該就會恍然大悟了。

如果要我在此先透露本書的重點，我會說：「只是單純的治病並非醫療，醫療的本意應該是要人人都健康，並且也真的如此去做。」個人以為，今後是「健康醫」當道的時代；所謂的「健康醫」，是把活力幸福的長壽之道傳授給大家的醫生，是「看健康的醫生」，而非「看病的醫生」。

身為東洋醫❷的外祖父是這樣教我的：有病人上門，醫生首先應該向病人道歉；醫生本來的職責應該是帶給人健康，就是因為沒有善盡職責，才會有人生病而必須求助於你。

早年我在東京大學醫學院求學，後來當西醫，始終不明白外祖父這番話的意思，時至今日，我才深刻體悟。

---

譯註❷：「東洋醫」就是東洋醫學的醫生。日本所說的「東洋醫學」，廣義上是指發展於東方的所有醫學。而現在日本通用的「東洋醫學」概念，則專指發源自古代中國、流傳至日本，在日本的風土文化中發展而成的漢方醫學總稱。

我有西醫資格、東洋醫資格，還有運動醫學醫師資格，而我認為自己還是個「太空醫」。因為只要是NASA（美國太空總署）最尖端的醫學相關研究資訊，我總是盡可能在第一時間取得。

我把所有醫療專業知識做通盤活用，並且率直的將有益於病人的醫療推廣出去，自己也為此感到自豪。身為醫生的我，如今的夢想就是：「讓不需要醫生照顧的人越多越好」；也就是說，我想要讓更多的人不生病，享有身心健康又活力幸福的長壽人生。為了完成這個夢想，我必須為大家努力經營不生病的「健康醫」事業。本書就是我站在「健康醫」立場，寫下的「不生病的方法」。

## 用降壓劑治療高血壓的陷阱

現代醫學對高血壓的治療，同樣是在重複與糖尿病治療一樣的模式。

病人只要血壓升高，現代醫療的處置就是給予降壓藥物，這麼做真的好嗎？

你可知道血壓為什麼會升高？這是因為體內有某個臟器發送求救信號說：「喂，

我這裡血液流不過去，就快沒血了，趕緊幫我送血過來呀！」

像是腎臟、肝臟、大腦等臟器一旦缺血，它們就會分泌「給我血」的荷爾蒙求援。這種求援的荷爾蒙目前已知將近一百種，心臟收到這些訊息以後，會拚命把血液設法送到這些臟器所在位置，所以心臟馬達必須全力加壓，打出更大量的血液；換句話說，就是升高血壓、加速脈搏，努力供應血液。這便是高血壓的由來。

所以血壓升高是身體活命的必要手段，唯有如此，心臟才能夠把血液送到身體某個缺血的臟器。而我們竟然用藥物把血壓降下來，無視於求救的臟器，不給它們支援……。

當然，用藥物降血壓有時也是必要之惡。因為心臟如果不斷接收到「給我血」的求救荷爾蒙訊號，為了鼓出更多血液而不斷加壓，時間久了，血管會有破裂的危險。所以在緊急狀況下，還是必須動用降壓劑。此外，持續高血壓會讓血管長期承受過度壓力，提前罹患動脈硬化。而且心臟不斷「怦怦怦」的大力鼓動，病人會十分難受，所以在不得已的時候，適度使用降壓劑仍然有它的必要性。

只不過，服用降壓劑的同時，我們也千萬不要忘記渴求血液的奧援而不停呼救的臟器，別以為只要血壓降下來就天下太平、健康無事了。

放任臟器缺血不顧，久而久之會造成臟器功能衰竭，如果是發生在腎臟，那麼負責排泄身體老舊廢物的腎臟會逐漸失去作用，日後必須依賴人工血液透析（俗稱洗腎）；而如果是發生在心臟的冠狀動脈，就必須接受手術，植入導管或支架等擴張血管的醫療器材，再不行的話，還要做冠狀動脈繞道手術，裝設人工血管取代阻塞的血管。

## 健走，才是高血壓的根本療法

那麼，要如何適時將血液送到缺血的內臟器官，又不會對心臟這具馬達造成負擔呢?這時就要出動人體的「第二心臟」。善用我們的第二心臟，高血壓能神奇的降下來。這個「第二心臟」不是別的，正是我們的肌肉。向病人不厭其煩的說明，並指導他們從事健走等運動，製造腿部肌肉，這才是真正的高血壓治療，也才能夠創造健康。

曾經有一位血壓高達一百八十至二百左右的病人，到我的診所求診。診所的醫護人員一開始都很擔心，不敢要求這位高血壓病人運動。對於這樣的病人，我會先做好他們的健康管理，在控制脈搏不往上飆高的前提下，指導他們努力做運動。所以我仍然堅持比照辦理，督促這位高血壓病人運動，結果他的血壓一下子降了二十至三十毫米汞柱。

患者看到實際的成效，他們的認知也會跟著改變，當血壓高而頭痛的時候，不再整日臥床，而懂得稍微用走路來降低血壓。雖然季節改變的寒暑冷熱變化，會對患者造成一定的風險，但只要留意這些變數，大多數病人從事運動後都能夠有效降低血壓。這是因為肌肉這個「第二心臟」的功能獲得充分的血液供給以後，缺血的臟器就不再頻頻求救，心臟也不用再拚命加壓送血，血壓自然會下降，血管也不必承受過大的壓力負擔。

然而，當醫生的人如果像我這樣一絲不苟的全力投入指導工作，是無法賺錢的。不只是因為醫生指導病人運動不能獲得健保給付，還加上我不開藥給病人，而開藥可以獲得更多健保給付點數，所以這是醫生的雙重「損失」。開降血壓藥給病人省事又有錢拿，還能確保病人的回診率，但是，醫生真正的角色任務，難道不是指導病人做好正確保健嗎？

血中膽固醇或中性脂肪過高的時候，一般人採取的做法也和對待高血糖、高血壓一樣，只想用最簡單的藥物方式讓過高的數值下降。其實我們自己的身體就能製造出效果更好的「良藥」，這些藥會在運動當中發揮作用。

## 肌肉是替換制，有破壞才有建設

前一節談到，多多運動對素有「第二心臟」之稱的肌肉，能發揮莫大的保健作用，那麼，諸位在從事運動的時候，心中是否沾沾自喜的認為「運動可以增加肌肉」、「這下子就可以把『弱雞』變『大塊肌』了」？如果這麼想，誤會就大了！

事實上，肌肉的汰換很重要，想要防止老化，常保身體年輕朝氣，就必定要破壞肌肉不可。

簡單的說，肌肉是定額制，也是替換制，老舊的肌肉如果不汰換掉，挪出空間給年輕的肌肉，就不會有新的肌肉產生。

這就好比市區車站前要進行重劃開發，如果老舊建築都留在原地，就沒有空間蓋新建築了。又比如，棒球賽規定每局比賽、每支隊伍只能派出九人上場打擊，現在球隊想要派出一名強打者上場，勢必要把原來的一名打者換下來坐冷板凳才行，否則會超出九人的定額。

為健康而運動的人，幾乎都以為自己是在「製造肌肉」、「鍛鍊肌肉」，殊不知抱著「破壞肌肉」的目的來運動，效果會更好。因為肌肉一旦受到破壞，大腦感知肌肉細胞受傷，便會做出「身體需要修復」的判斷，而分泌出具有修復作用的強力荷爾蒙——生長荷爾蒙，這就是身體製造新的年輕肌肉至為關鍵的機轉。

要達到破壞肌肉的目地，必須從事破壞肌肉的運動，像是負重運動增加肌肉的承載負擔，或是拉扯肌肉、搖晃肌肉的運動都有效果。理解人體肌肉「有破壞才有建設」的特性，配合這樣的特性從事運動，效果將會大大加分。

前面說到，「運動可以增加肌肉」的認知是個誤會，更準確的說，這樣的認知有一半是誤會。運動雖然可以製造肌肉，不過更重要的，在於運動還能夠破壞肌肉，而這才是我們一定要知道的重點。

最新研究發現，人體腰部以下的年輕肌肉會分泌出一種名為 myokine 的「抗老化荷爾蒙」，它可以分解脂肪、預防糖尿病、軟化血管進而安定血壓，甚至對認知障礙或癌症都有療效。

而人體上半身的肌肉鮮少會分泌 myokine 這種抗老化荷爾蒙。

所以說，想要重返年輕，就要將腰部以下的肌肉汰舊換新；而汰舊換新的第一步，就是破壞老舊肌肉。那麼，應該從事哪些運動才能夠達到破壞老舊肌肉的目的呢？請各位繼續往後看下去，自然就會明白了。

## 運動能夠燃燒脂肪？別傻了

我們在電視或報章雜誌上，經常可以看到身材豐腴的女性為了減肥而揮汗運動的畫面，這時候耳邊還會傳來「運動燃燒脂肪」的制式旁白。

幾乎所有的人都相信運動能夠燃燒脂肪，但其實脂肪是不會燃燒的，會被燃燒掉的是脂肪酸，所以脂肪如果不先轉化為脂肪酸，枉費你辛苦運動也很難期待消脂的功效；反過來說，若是能夠把脂肪有效轉化為脂肪酸，那麼運動消脂的作用便能事半功倍。不只是女性減肥如此，本身屬於新陳代謝症候群體型的男性若是懂得把握這個原則，就不必再為了運動而氣喘如牛、痛苦萬分，最後卻因為效果不佳深受挫折，終究半途而廢。

說到這裡，你一定很好奇，該如何將脂肪轉變為脂肪酸呢？

這和生長荷爾蒙有密切的關連，我留待後面的章節專文說明。在這裡，我想要強調的是，「運動燃燒脂肪」乃錯誤的認知，然而坊間許多醫學報導與健康資訊卻仍繼續強力放送這個錯誤的觀念。

## 憂鬱症的藥物治療並不是為病人著想

我個人最早自行開設的醫院（田園都市厚生醫院，一九八七年至二〇〇七年），經常都住著三十到四十名憂鬱症病患。我當時透過出書，公開自己的治療方針和實際治療成效，結果前來求助的病人更是絡繹不絕。

我所謂的治療方針，就是「把藥物減到最少，只限重症患者使用」。藉由改善飲食生活、運動、休閒嗜好、冥想等，鍛鍊大腦各種功能，達到改善腦波的作用。

測量憂鬱症病人的腦波，會發現一個共同的特徵，就是出現$\theta$（theta）波或是$\delta$（delta）波的比例偏高。相對於$\alpha$（alpha）波是放鬆的腦波（指人的意識清楚，但是身體放鬆），大腦處在半睡眠的停止思考狀態時，會呈現$\theta$波或是$\delta$波。這麼比喻或許不完全恰當，不過憂鬱症病人的腦波其實反映出他們就宛如回歸到嬰兒狀態。

還有一種腦波$\beta$（beta）波，屬於鬥爭腦波。當我們感受到壓力的時候，$\beta$波會增強，這是大腦面對壓力時，所採取的備戰態勢。焦慮症發作的時候，腦波就呈現強烈的$\beta$波。其他還有$\gamma$（gamma）波，這是一種憤怒的腦波。測量這五種腦波，便可以得知一個人的大腦狀態。

每一種腦波都不可或缺，問題在於它們之間的平衡關係。如果以電視頻道來比喻，這裡面有專門播放格鬥競技的頻道，也有充斥低俗電視劇的頻道，還有播放美妙音樂的頻道、專門探討嚴肅議題的節目頻道……等等，重要的是選擇要多元，比例要均衡。

憂鬱症或焦慮症的人，腦波都極端集中在停止思考的$\theta$波、$\delta$波，還是鬥爭、憤怒的$\beta$波或$\gamma$波。而能夠均衡統籌這些腦波的，是周波數恰好位在中間值的$\alpha$波。$\alpha$波和其他四種腦波的連繫最好，因此大腦越是經常處在$\alpha$波狀態中，越能夠保持均衡的腦波運作。而腦波保持在均衡狀態下的時間越長，自然越能夠維持在最佳狀態。

為了達到這樣的理想，鍛鍊大腦或進行冥想就很重要。大腦按照其作用，可以區分為四大系統，其中之一是感情腦（貓狗類腦）❸，它和憂鬱症、焦慮症等精神科相關疾患有很大的關係。感情腦是原始腦（爬蟲類腦）和人類腦（社會腦）❹之間的橋梁。

---

譯註❸：感情腦、貓狗類腦就是解剖學上的大腦邊緣系統（Limbic System），又稱為「原始哺乳類的腦」。

譯註❹：人類腦、社會腦就是解剖學上的大腦新皮質（neocortex），又稱為「高等哺乳類的腦」。

原始腦掌管食慾、性慾等最原始的欲求，以人類而言，就是肚子餓了便哇哇大哭的嬰兒階段。人類腦讓人類有別於其他動物，會因為自己在社會上具有價值而感到開心。感情腦連繫原始腦和人類腦，掌管一個人的好惡等情緒感受。我分析認為，這個部位的功能如果發生問題，則重視社會價值歸屬的人類腦和掌控原始本能的原始腦就會各自為政，導致一個人的精神和言行陷入病態。

飲食生活和運動能刺激大腦的各個系統，強化大腦功能。休閒嗜好帶給感情腦良性刺激，養寵物也有同樣功效。而透過冥想導引出$\alpha$波同樣很重要。這樣的治療，才是憂鬱症的根本治療。

現行的憂鬱症治療仍舊是以藥物為主，藥物療法與其說是為了治療病人，還不如說是為了讓患者周遭的人好過。舉止行為有問題的患者服用藥物以後，會陷入昏昏沉沉的狀態，形同是用藥物把患者和其他人隔離起來。

憂鬱症患者是人類腦或貓狗類腦不能正常運作，就某種意義來說，一個人失去社會性就意味著倒退回嬰兒狀態，所以對待這樣的病人，也要像對待小嬰兒一樣。病患的親友和他們說話時，不要把他們當成和自己一樣的大人，也別拿會惹他們不高興的事來刺激他們，一開始應該盡量討他們的歡心。別質問他們「為什麼不去上班」、「身為媽媽怎麼可以不照顧自己的孩子」，這些社會性的要求對他們而言實在太沉重了。周遭的人不要把太多社會評價加諸在憂鬱症病人身上，這才是真正為病人著想。

## 癌症其實可以預防

近來，期望自己可以做到ＰＰＫ的人越來越多了。所謂ＰＰＫ，就是「生龍活虎到天年」的簡寫❺，意謂上了年紀一樣活跳跳，享盡天年就一命歸西，不需要長期臥病等死，這是很多人的願望。不會有人樂意見到自己將來失去意識，還必須靠維生器苟延殘喘，或是每天依賴藥物，在醫院裡受苦終老。

而ＰＰＫ的大敵，就是癌症。當今的日本，每年有三十萬以上人口死於癌症，

譯註❺：生龍活虎到天年，日文發音 pin-pin-co ro ri，取字首發音就成為ＰＰＫ。

大約占死亡人口的三分之一。由於抗癌劑剝奪病人的體力和氣力，這些病人不少是在半死不活的狀態下渡過自己的餘生。

目前醫學治療癌症的對策，講求及早發現，及早治療。現階段的檢查技術，可以發現五至十毫米大小的腫瘤，而且精密度還在不斷提升當中。我診所裡的檢驗儀器，甚至可以找出二、三毫米的腫瘤。

不過現在還有一種更精巧的檢驗方法，可以掌握到細胞癌變的萌芽階段，先知先覺的程度更早於一般的腫瘤檢查。癌細胞早期會釋放出特殊物質，目前已知就有三十種以上。不同種類的癌細胞分泌的物質不一樣，只要透過血液檢測這些特定物質，就能得知是否有癌變正在進行、發生在哪個部位。

最新癌症研究發現，人體每天大約有五千個可能癌化的細胞形成，但我們可不是那麼容易罹癌，原因就是這五千顆細胞當中，有八成左右會自行死亡（apoptosis，細胞凋亡），這是細胞為顧全生命整體的大局，本身內建的異種物質自殺機制。而剩餘的兩成，則由白血球和淋巴球加以消滅。

儘管如此，漏網之魚還是有存活長大的可能，這樣一個癌細胞要發展成為我們肉眼可見的大小，需要二十年左右。期間，只要能夠盡早採取有效行動，就可以預防癌症，而且實現這一防癌理想的時代，距離我們越來越近了。

解剖死於交通意外等不幸事故的人可以知道，越是上年紀的人，體內越容易發現可能癌變的細胞。這些不正常的細胞幾乎可以歸類為癌細胞，但是它們還未真的「形成氣候」，只是「癌變的芽」所以無法在一般的癌症篩檢中發現。

在此，我必須對這些「癌變的芽」稍做說明。

癌細胞並不如我們所想像，始終都是以癌細胞的身分一路長大。它們在一定的形成階段前會冬眠，讓人難以分辨，醫學上稱為休眠細胞（Dormant Cell）。透過遺體解剖可以知道，幾乎所有的人體內都有這種休眠細胞。因為某些誘因，才會讓這些休眠細胞露出癌的真面目，並且大肆繁殖。可能的誘因包括重大壓力、飲食不當等各種因素。

從醫學的角度而言，休眠細胞突然現出癌細胞的真實身分，是十分耐人尋味的變化。這時候，它們會大量釋出殺死白血球、淋巴球的特殊蛋白質，稱為「癌胚抗原」。如果是乳癌，就會分泌乳癌特有的癌胚抗原，若是大腸癌，則分泌大腸癌特有的癌胚抗原……等等，依照癌的種類不同，出現的癌胚抗原也不一樣。一旦發現這些癌胚抗原，就等於是掌握了「癌變的芽」。目前已經知道的癌胚抗原包括CEA、BFP、AFP、TGF等三十多種。

## 細胞越年輕，越不容易罹癌

想要透過血液檢驗（三十一種癌胚抗原檢查）確認體內有無這些癌胚抗原，目前需要很大的成本花費，除非是特殊病例，否則日本現行的全民健康保險不予給付。因為實在太昂貴，這類檢查現階段還無法普及，但是從防癌的角度來看，它的普及化意義重大，個人經濟狀況允許的話，每二到三年應接受一次檢查為宜。

家母是癌症患者，因此我也屬於癌症家族成員，所以我在多年前就持續接受癌胚抗原檢驗。由於獲得檢驗機關協助，我的診所得以大幅降低檢驗成本，目前一般行情十萬日圓的檢驗費，我的診所只要三萬六千五百日圓。萬一檢出異常值，本書從下一章開始會提出各種防癌的因應之道。

防癌的另一大重點，就是製造年輕細胞。人體年輕的時候，製造新細胞以遞補死亡細胞的能力十分旺盛，然而上了年紀以後，這樣的能力便逐漸衰退，身體為了維持固定的細胞數量，陳舊的老細胞也不得不加入細胞複製的行列，來應付身體需求。老舊細胞在複製的過程中容易出錯，一旦遺傳基因受損，複製出來的細胞就可能癌化。

也就是說，老舊細胞的遺傳基因有受損的風險，因此要盡量淘汰掉老舊細胞，別讓它們繼續參與複製工作。要達到這個目的最好方法，就是刺激生長荷爾蒙大量分泌。關於這一點，本書第三章會有詳細說明。

日本人的平均壽命，在大正時代（西元一九一二至一九二六年）正好超越四十歲；二次世界大戰後不久，旋即提升到五十多歲。現在，日本已經囊括全球男性以及女性的第一長壽國，然而，若是活在雖生猶死的病痛中，長壽就失去意義。我們想要的是活力健康到天年，所以必須提前預防有「國民病」之稱的癌症、糖尿病、高血壓；而憂鬱症及其相關疾病導致自殺的人口，每年都在三萬人以上，這也是迫切需要改善的醫療問題。筆者以為，醫生今後的職責應該是協助大多數人實踐他們所企求的「健康快活享天年」。

## 今後是「預防勝於治療」，講求「治未病」的時代

前面開場，談現今幾項常見的醫療問題，同時也澄清人們普遍深信不疑的幾個健康迷思。以下，筆者要說明寫作本書的最大訴求。

今後的醫療，將進入「預防重於治療」的時代，所以醫生的角色也要從「治療醫」變成「健康醫」。

意思就是說，今後會是一個「不等到生病才著手治療，而是從一開始就不讓疾病有機可乘」的預防醫學時代。它的原則是：有問題不必等到下游才來整治，而是在上游的源頭就預作防範。如此一來，將可以有效抑制日漸龐大的國民醫療費用。等到生病才來吃藥、住院、動手術，往往所費不貲，如果把這些心力與金錢投注在教導人民如何不生病的生活改善與保健，讓更多人得以健康安享天年，便能夠省下可觀的龐大醫藥費。

這些年來，日本的國家財政困窘，而全體國民醫療支出自從一九九九年突破三十兆日圓以來，卻始終一路加碼（請參照第五一頁圖表），可以預見不久的將來，總金額勢必要突破四十兆日圓。如果能夠把資源用在預防工作上，估計將可以削減十兆日圓的國民醫療支出。

更重要的是，這麼做才是實現健康長壽的正途，而這也是所有的人共同企求。對醫生來說，給病人吃藥打針輕鬆簡單，但是對於上醫院的病人和國家而言，醫生平日耐心指導民眾正確飲食、運動、紓解壓力的方法，才是更有意義的作為。所謂的青春不老、健康長壽、抗衰老（anti-aging），也就是預防醫學。

面對不斷膨脹的國民醫療支出，政府近年來也開始強化「一次預防」工作，亦即，在人民尚未生病之前，便預先鞏固防病的策略。政府提出的「二十一世紀國民健康守護運動（健康日本二十一）」，就是其中的一環。這項運動定義的重大預防推廣標的，有①營養、飲食習慣；②肢體活動、運動；③休憩、心靈健康；④抽菸（普及抽菸影響健康的知識及觀念）；⑤酒精（飲酒要適度）；⑥牙齒健康。

## 每三個日本人就有一人死於癌症

以上這些項目，幾乎都是我在診所努力經營的工作，特別是我從十六年前就不斷大力呼籲的心靈健康與睡眠的重要等，都包含在預防推廣的標的，也讓我深感欣慰。

「健康日本二十一」特別列舉出三大重點預防疾病，那就是糖尿病、心血管疾病（腦中風、心肌梗塞）和癌症。

只是，實際來到醫療現場，就誠如我在本書一開始提出「糖尿病別注射胰島素」的警告，現行醫療究竟是否真的為病患本人的健康著想，還有諸多值得商榷之處。

目前在日本，每兩人就有一人罹患癌症，每三人就有一人為此殞命，癌症因此成為最大的國民病。筆者在防治乳癌的粉紅絲帶運動（以普及乳癌知識、推行早期治療等為宗旨的健康運動）現場，也主張醫生的工作不是「治療疾病」，而是「努力窮究治未病（預先防止疾病的發生與發展）的方法」。

事實上，日本憲法也是如此明訂。

日本著名的憲法第二十五條第一項這樣寫道：「全體國民皆享有經營健康而文化的最低限度生活之權力。」而國民的權利也就是國家的義務，所以同一條文的第二項又說：「國家應就一切生活層面，努力提升與增進生活福祉、社會保障及公共衛生。」

無論是討論多時的子宮頸癌疫苗施打問題，或是B肝、C肝問題，還是乳癌的防治政策，政府當局如果站在國民的立場，堅守憲法條文的精神，那麼免費疫苗的注射等等，都是可以想辦法實現的。

根據憲法條文而來的醫師法第一條（醫師的職責），內容如下：「醫師是藉由執行醫療及保健指導，以提升並增進公眾衛生、更加確保國民生活健康之人。」

也就是說，醫生扮演的原本應該是致力於更有效確保人民健康、預防疾病的角色。我以前開設的綜合醫院，傾全力要滿足這一條文所闡述的醫療內涵。但是正如我在前面也提到的，醫生悉心指導大家如何不生病，醫院就不容易有進帳。現行的日本醫療體制鼓勵醫院讓病人打針吃藥、住院，這樣醫院才會有穩定的收入來源。

# 腹部脂肪囤積會引發新陳代謝症候群

在日漸高齡化的社會裡，大多數人都想要活得更長久，但是若沒有身心健康的條件配合，活得再久也失去意義。究竟該如何實現「健康長壽」的心願，筆者想要和更多人分享其中的祕訣，所以寫作本書。

我以自己身為臨床醫師數十年的經驗和知識，結合各領域專家學者最新發表的論文和實驗結果，整理出健康長壽的方法，具體介紹給大家。

個人在十六年前出版《腦內革命》一書，敘述自己當時所實踐的醫療與心得，竟創下超過六百萬冊的銷售佳績，獲得十分熱烈的回響，卻不免招致部分人士的嚴厲批判。例如，對於我提出「囤積過量的腹部脂肪會令人早死」的說法，其他醫療同業紛紛質疑，表示不屑，要我「拿出證據」。時至今日，只要是日本人，沒有人不知曉內臟脂肪型肥胖引發的新陳代謝症候群（Metabolic Syndrome）。這十六年來的醫學研究進步，證實了我的看法所言不假。

日本厚生勞動省❻也從二〇〇八年，開始實施「新陳代謝症候群健診」的特別健診（特定健康診查）及保健指導。「新陳代謝症候群健診」以四十至七十四歲的人（投保國民健康保險的所有人）為健診對象，健診內容包括測量腰圍、計算ＢＭＩ值，然後根據結果需要，進一步測量血糖值或血脂肪量，對於受檢者的血壓、抽菸習慣等風險程度做評估，這是為了預防疾病而積極進行的保健指導，整個制度的運作，有利於從生活習慣和運動等各分項做好預防醫學的細部推廣。

但是國人需要的不僅於此。類似以上特定保健指導在內的疾病預防、健康長壽指導等等，都有十二萬分的推行必要。日本現行的許多健檢只做到疾病的早期發現，但是對於檢查後的保健指導，實質上幾乎沒有盡到責任。

正因為如此，筆者以為有必要讓更多人把握健康的訣竅，所以十六年後再度拿起筆來寫下本書。

---

譯註❻：厚生勞動省相當於台灣的衛生署與勞委會的政府機關。

其實，只要掌握「大腦的習性」與「細胞的運作」這兩大原則，打造健康的身心比想像中簡單。大腦總是遵照生物界的法則在運行，這個法則就是「以維持並繁衍物種為最大目的」。我們的細胞身為宇宙成員的一分子，內部也建置了宇宙的運作結構。所以大腦會讓過了生殖年齡的人罹患疾病、老化，細胞則是分泌「良藥」給予守護「宇宙法則」的人，而分泌「毒藥」給背離「宇宙法則」的人。

理解這個基本道理，反過來利用大腦的習性，不但可以防止老化，還能夠在自己的身上製造出各種預防疾病的「良藥」。

至於實現它們的具體方法，筆者從醫學最新發現的劃時代長壽物質、抗老化荷爾蒙，到如何利用冥想帶來高層次腦部活動等，依序在後面章節分別加以說明。

這些方法多半都已經在我的診所裡做過臨床實踐，證明確有其效。而筆者為了推廣，自己當然要率先親身測試，所以我提出的方法都是以自己的肉身長年累月測試完畢的結論。我已經年逾古稀（七十歲），經過嚴密的醫學檢測證實，我的肉體年齡只有二十八歲。聽聞我的實際年齡，不少來診所求診的患者連連直說不可能。

我推薦的保健方法，一個一個分開來看，都不是大不了的特別創舉，但是慎重

## 日本國民的義務與權利

○日本憲法對於國民義務，明訂有教育、勤勞、納稅三項。

○第二五條【生存權、國家對生存權的保障義務】

1. 全體國民皆享有經營健康而文化的最低限度生活之權力。
2. 國家應就一切生活層面，努力提升與增進生活福祉、社會保障及公共衛生。

## 國民醫療支出及對國民所得比的逐年變遷

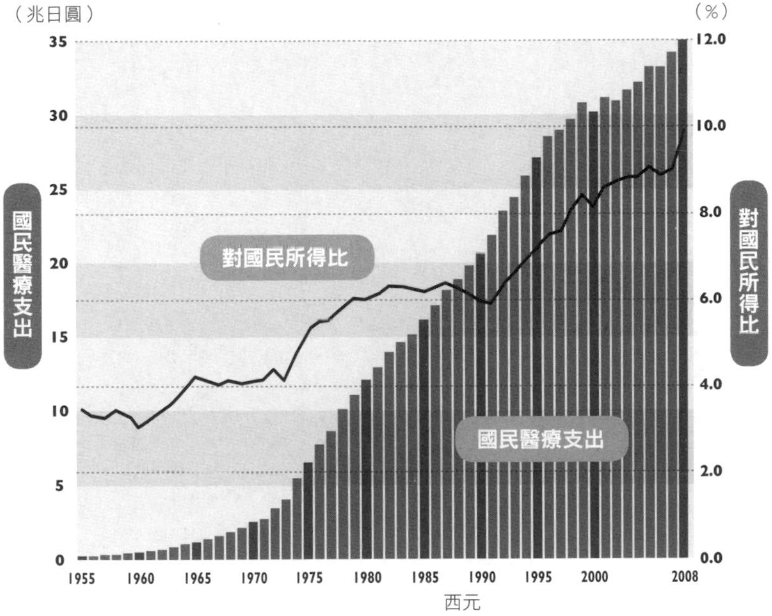


○醫療支出以每年 5000 億至 1 兆日圓持續增加。
○人口高齡化更加速這一趨勢。

資料來源：日本厚生勞動省「平成 20 年度國民醫療支出概況」

其事的執行以後，卻能夠成就令人驕傲的結果，這是為什麼呢？

就像樂聖貝多芬使用的DOREMI，和我們所用的DOREMI並無不同，可是貝多芬譜出的音樂能夠震撼人心，而我們不能，這就是組合的巧妙不同。即使用的是相同的食材和調味料，手藝高超的大廚就是能做出和我們全然不同的人間美味，這也是組合搭配的高明和調理手法的不同。

保健之道亦復如此。每天為自己的健康付出些許用心和努力很重要，這一點，敬請讀者們務必先牢記在心。

第 二 章

# 有益身、心、腦的 46 項秘訣

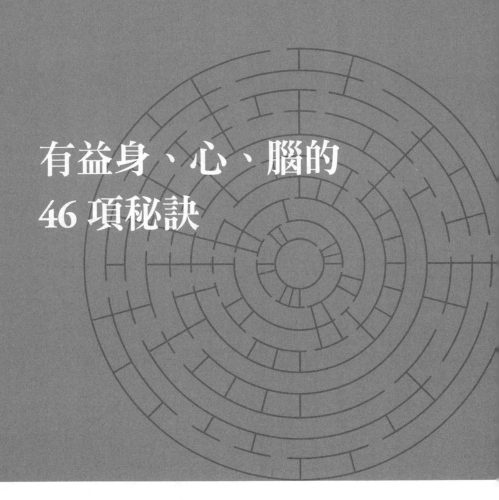

這一章是專為疾病預防、青春不老、身心健康，而隨機選出的四十六項誰都能立刻實行的小訣竅，每一項都附有簡單的說明。它們可以說是接下來第三章至第七章內容的小摘要。看完這一章，讀者們對於本書的方向應該就會有基本概念。進入第三章以後，則會有詳盡而系統的說明。

## 1 一天做多次深呼吸

深呼吸，可以讓位在肺葉深部的肺泡產生前列腺素 $I_2$（Prostaglandin $I_2$），這是通暢血流最有效的物質，為一種降血壓、預防動脈硬化的荷爾蒙。而深呼吸也是舒緩緊張情緒、消除壓力最簡單有效的方法。要達到深呼吸的效用，必定要進行腹式呼吸，也就是用鼻子吸氣，讓腹部鼓起來。

## 2 晚上10點以後不再進食

常聽人說，「吃飽倒頭就睡最容易胖」，不過我現在要說明的是另一項科學事實。人體細胞內有一種製造脂肪的物質 BMAL1（Brain and Muscle Arnt-like protein-1），它的量隨著一天當中的時間變化而改變，最近的研究發現，晚上十點以後，BMAL1會在細胞內大量出現；也就是說，夜間太晚進食將大大增加肥肉上身的風險。

## 3 製造腰部以下的肌肉

做運動促進新的肌肉生成，這是年輕不老的基本要件。而運動的重點，在於製造下肢肌肉。腰腿肌肉無力，會讓一個人失去行動自由，不過鍛鍊下肢的重要性絕不止於此。腰部以下的年輕肌肉會分泌強力的抗老化荷爾蒙，而這是上半身肌肉幾乎做不到的。不僅如此，下半身肌肉還會分泌去除活性氧的物質，又能發揮它身為「第二心臟」的功效，降低血壓。如果是為了健康而運動，就要鍛鍊下半身肌肉，相較之下，鍛鍊上半身肌肉就沒有太大意義。

## 4 避免過度服用營養補充品

以去除活性氧的營養補充品為例，它會連同好的活性氧也一併去除，因此有研究數據顯示，過度服用這樣的營養補充品反而招致短命。

## 5 偶爾讓自己跳脫日常

現代人終日與壓力為伍，為生活汲汲營營，又不斷接受來自電視、電腦、手機的各種訊息刺激。為了心理的健康著想，偶爾也要暫時切斷這些俗事，給自己一點跳脫日常的特別時間。抬頭凝望天空，或是閉目神遊太虛，還是盡量把腦袋放空，或僅僅是毫無意義的盯著一個點不放，諸如此類，只要是可以暫時切換腦部的開關都好。

## 6 常保空腹

就算是醣類或蛋白質這些身體必要的營養素，如果經常被送進胃裡，也會因為代謝過程產生活性氧的化學反應，而成為有害的強力劇毒。這些毒是引發皮膚斑點、鬆弛等老化，或導致癌症、腦梗塞、大動脈瘤破裂、蜘蛛硬膜下腔出血等疾病的物質。經常保持空腹，便能夠防止這些有毒反應發生。有些人終日零食嚼不停，肚子幾乎從來沒有空過，這樣的吃法最要不得。

## 7 把每一天當作最後一天活

人往往只因為一點點的不滿或不安，就把自己和周遭的人都搞得天翻地覆。這是過度追求自我的幸福與舒適，而變得患得患失，徒生焦慮煩惱。

萬一哪天遭遇大不幸，我們才會猛然驚覺，和這樣的大不幸相比，其他讓自己耿耿於懷的事不過都是雞毛蒜皮而已。比方說，想像自己在重大交通事故中九死一生，從鬼門關前逃出來的心境，嘗試去改變看事物的觀點，對身心健康很重要。

## 8 從事性幻想

關於性事，姑且不論是否採取實際行動，至少不能失去對它的興致。有此一說，「自古英雄多好色」，證諸長壽老人的共通點之一，就是ＤＨＥＡ（Dehydroepiandrosterone，脫氫異雄固酮）的血中濃度高。ＤＨＥＡ是性荷爾蒙的原料，必要時會轉化為男性荷爾蒙或女性荷爾蒙。ＤＨＥＡ的Ａ便是雄性素（androsterone），為男性荷爾蒙。女性荷爾蒙當中的雌激素（estrogen），也是由雄性素而來，差別只在於女性具有大量將雄性素轉化為雌激素的酵素，所以能產生出許多女性荷爾蒙。

男性從事性幻想乃是關係到製造精子的大事。身體製造精子，大腦就會判斷認為：「這個男人還有生育能力。」大腦的運作法則，是守護具有延續物種能力的人，而對於不符合這一條件的人，就讓他進入老化的程式。所以要記得經常對大腦釋放出「我還可以」的訊息。

## 9 常吃含豐富長壽物質的蘋果或葡萄

蘋果、柿子含豐富的槲黃素（quercetin，又稱槲皮素），葡萄則富有白藜蘆醇（resveratrol），它們都是多酚類物質，近來科學研究發現，這是能夠延長細胞壽命的長壽成分，甚至還可以逼迫癌細胞自殺。沒有新鮮葡萄，也可以吃葡萄乾。

## 10 提醒自己少吃一點

理想的狀態是食不過六分飽。從紅蟲到紅毛猩猩的所有生物實驗都證實，餵食分量減半的實驗組延長將近兩倍的壽命。這是因為飲食會讓保護細胞的組織蛋白

（histone）包膜劣化，所以飲食本身就會縮短細胞壽命。

## 11 細嚼慢嚥

飲食細嚼慢嚥，可以發揮抗老化、預防認知障礙、瘦身減肥的功效。臉頰的咀嚼肌會分泌特殊的活性物質，具有荷爾蒙的作用。而且咀嚼肌直接連結大腦，是活化大腦最好的途徑。細嚼慢嚥還有預防食物在體內變成脂肪的作用，即使都吃同樣的食物，只是仔細咀嚼，就能讓體重減少二至三公斤。

## 12 喝紅酒或葡萄酒

由葡萄釀造的紅酒（連果皮）或葡萄酒（去果皮），內含十分豐富的長壽物質白藜蘆醇。法國人罹癌機率低，一般認為和他們經常飲用葡萄酒有關。活性氧當中最具破壞力的是氫氧自由基（Hydroxyl Radical），而白藜蘆醇等的多酚物質，可以作為它的中和劑。

## 13 樂於為人付出

樂於助人者，腦部會分泌愉悅的荷爾蒙，這些荷爾蒙有提高人體自癒能力、防止老化的作用。

## 14 經常測量內臟脂肪

目前已知，過量囤積在腹部的脂肪會分泌出三十種以上的毒素，造成糖尿病、癌症、動脈硬化、陽痿等疾病。越來越多的市售體重計都附加有測定內臟脂肪的功能，大家平日最好養成經常測量的習慣。

## 15 吃飯的時候不要生氣

人一生氣，大腦會分泌NPY（Neuropeptide Y，神經胜肽Y）這種神經傳導物質，刺激食慾大增。所以一面發脾氣一面吃東西最容易暴食，導致身材走樣。

## 16 溫和待人

情緒平和穩定的時候，體內會分泌β內啡肽（β- endorphin）、血清素（serotonin）等的「愉悅荷爾蒙」。對方的大腦也會因為你溫柔的眼神，而分泌出安心的時候才會出現的β內啡肽，這樣的互動就好像不需要物質的贈與也能行布施，而如此能耐大概也只有人類才辦得到吧！用眼神和表情療癒他人，又可以讓自己的身心受益，何樂而不為呢？

## 17 練習屈蹲速度宜放慢

有些人會利用屈蹲來鍛鍊腰腿肌肉，這時候應該放慢速度才能達到最好的效果。

## 18 破壞老舊肌肉

在製造新肌肉之前，必須先破壞老舊肌肉。方法是長時間進行劇烈的無氧運動、每周數次類似舉重等的重力訓練。還有一種加壓帶訓練法，只要利用得當也可以得到同等效果。

## 19 從事有氧運動

從事健走等不需要屏息的運動，人體可以規律呼吸，在氧氣充分供應的情況下進行，就是有氧運動。這是製造肌肉、消解脂肪（燃燒脂肪酸）的必要運動。

## 20 有氧運動前，最好先進行一百分鐘的無氧運動

想要透過運動有效製造肌肉、減去脂肪，就要講究運動的順序。先作無氧運動，再進行有氧運動，才能夠刺激身體分泌製造新肌肉的荷爾蒙，並燃燒脂肪酸。經過無氧運動以後，身體分泌的荷爾蒙會將脂肪轉化為脂肪酸，接下來的有氧運動則是將脂肪酸燃燒掉。目前已知，脂肪酸的濃度會在進行無氧運動一小時又四十五分後達到最高峰。

## 21 慢跑或健走都以慢速度為佳

不少從事健走運動的人，為了達到最大的運動效益，而大力揮動手臂加緊步伐。還有一些進行跑步運動的人，也會從快馬加鞭的飆速中得到滿足感。但無論健走或慢跑，減速慢行能避免活性氧大量釋出，才能得到減脂的效果。

## 22 騎腳踏車

騎腳踏車是一種鮮少使用上半身肌肉，但可以從容活動下肢進行規律而重複性的運動，最適合用來刺激下肢製造新的肌肉。

## 23 照顧身體，也要兼顧心理

心靈與肉體是緊緊相連，無法分割的一體。當我們一萌生「討厭」的念頭，肉體就會產生不適的反應，這不只是單純的心理作用。科學已經證明，情緒會刺激肉體作出一致的反應，而產生相對應的物質。所以照顧肉體健康的同時，也要保持情緒的健康。現代人往往疏於照顧自己的心靈，經常導致身心失衡。

## 24 保有對愛情的憧憬

大腦是根據心理狀態決定分泌哪些荷爾蒙或神經傳導物質。抱著「我喜歡這個人，希望他也喜歡我」的溫柔心情，身體會分泌血清素；而接受他人的好意心生歡喜時，身體則釋放出苯基乙胺（phenylethylamine, PEA）這種物質，令人表情生動活潑。想要身體經常釋出好的荷爾蒙，保有戀愛的心情是很重要的方法之一。

## 25 養寵物

飼養寵物具有療癒功效。人類的大腦有一部分和貓狗相同，就是掌管感情的貓狗類腦（大腦邊緣系統；原始哺乳類的腦）。飼養寵物能夠讓這個腦感到開心。而且寵物不會欺騙主人，又能為主人製造散步運動的機會。經由接觸寵物還能達到預防認知障礙、紓解壓力、治療憂鬱症的諸多好處，動物療法的效用因而越來越受到重視。

## 26 聽喜愛的音樂

聽音樂也有取悅感情腦，帶來療癒的功效。

## 27 把握體內適度的水分

人體大約有六十％的水分（體重比）。當水分流失，只剩下人體的五十％，健康就會出問題。最近的體重計可以測量體脂肪和身體含水率（精密度或許有很大的差異性），不妨參考。

## 28 補給氫元素

氫元素是人體製造能量時不可或缺的成分。一般取自我們飲食中的食物細胞，可是現代人面臨普遍缺乏的危機。由於氫元素還能夠消除活性氧的毒素，所以現在的人有必要認真考慮如何自體外補給。

## 29 在皮膚塗抹臭氧水

臭氧是日本政府認可的食品添加物，可見於東京都等地的自來水當中。因為其殺菌力強，所以醫院等機構也都用來為醫療器材消毒。不同於一般化妝水都是化學製品，臭氧是天然物質，對皮膚溫和，可以防止皮膚老化。

## 30 食用低GI值食物

GI值（Glycemic Index，升糖指數）可以標示食物吃進肚子以後，血糖上升的程度；而根據血糖值與胰島素、脂肪的關係，GI值也成為用來辨識食物是否容易轉變成脂肪的指標。吃下GI值高的食物，容易轉變成脂肪；反之，GI值低的食物比較不易轉變成脂肪，所以GI值也能作為預防內臟脂肪增多的參考。低GI值的食物有蔬菜、水果、牛奶等；高GI值的食物有法國麵包、玉米片（Corn Flake）、炸薯條、洋芋片等。

## 31 食用動物內臟

動物內臟含有豐富的細胞色素C（Cytochrome C），是細胞合成能量時的必要物質。

## 32 食用青甘魚、鮪魚、魚肝

青甘魚、鮪魚、魚肝等含有輔酶Q10（Coenzyme Q10），同樣是細胞合成能量時不可欠缺的物質。

## 33 食用雞胸肉

雞肉，特別是連接翅膀部位的雞肉，含有大量的甲肌肽（anserine）和肌肽（carnosine），能中和活性氧釋放的毒性。生物活動會產生活性氧，而候鳥等禽類之所以能夠長時間飛行，據說是得力於身上這些物質的效用。

**34** **食用菇蕈類**

菇蕈類含有β-葡聚糖等抑制癌作用的成分。

**35** **食用海藻類**

海藻類含有褐藻糖膠（fucoidan）等抗癌作用的成分。

**36** **控制鹽分攝取**

控制鹽分的攝取量可以降低癌症發生率。過度攝取鈉會導致細胞老化，可以用檸檬等材料取代鹹味，降低味覺對鹽分的需求。

**37** **以魚肉取代牛肉、豬肉**

生物界有不得同類相食的禁忌，破壞這一禁忌，將會帶來致死的蛋白質。狂牛症（BSE，牛海綿狀腦病變）的普利子蛋白（prion），為世人證明了這一個生物禁忌的真實性。預防疾病的重點之一，就是平日盡量食用和自己生物屬性越遠的生物越好，例如食用禽類比哺乳類好，而魚貝類又比禽類好。

## 38 一天食用三百五十公克蔬果

多酚和維生素都能中和活性氧，而蘋果等水果又含有人體細胞十分需要的鉀元素。

## 39 蔬果在飯前食用

一般都被當成是飯後甜點的水果，應該在餐前食用才對。如此不僅可以預防一個不小心吃太飽，更重要的考慮，還是ＧＩ值（升糖指數）。ＧＩ值是用來標示食物下肚後血糖升高程度的數值，蔬果的ＧＩ值低，先吃蔬果可以減緩後續吃進來的食物轉化為脂肪的效率。可以的話，盡量在正餐前三十分鐘食用蔬果。

## 40 補充大豆蛋白質

長壽者體內的脂締素（adiponectin）都比較高。這是一種保持血管年輕的荷爾蒙，目前科學界還不知道該如何有效提升它在體內的濃度，只知道脂締素的構造與大豆蛋白近似。就現階段所知來推測，常食用大豆應該可以期待類似的功效。也就是說，納豆、豆腐、油豆腐、腐皮等日本人喜好的傳統大豆製品是健康的食物。

## 41 食用胚芽米

活性氧會攻擊細胞造成老化和疾病，人體中和活性氧毒素的酵素ＳＯＤ（Superoxide Dismutase，超氧化物歧化酶），是從肝臟製造出來的。胚芽米就含有豐富的ＳＯＤ，新鮮蔬菜裡也有這樣的酵素成分。

## 42 了解酒精的缺點

很多人以為過量飲酒會造成中性脂肪增多，其實酒精本身並不會變成脂肪，但是會促進飲酒前後吃進肚子裡的食物轉化為脂肪。明白酒精具有這樣的特性，飲用上就該所節制。

## 43 不輕易施打胰島素

誠如本書一開始已經說明，用胰島素降下的血糖會轉變成內臟脂肪，因此在求助藥物或注射以前，先運動才是真的。

## 44 頭睡北方

讓遺體頭睡北方，以便置身在良好的磁場流動中，是後人尊重往生者的傳統。基於地球軸心與旋轉方向的關係，頭睡北方符合能量點（Power Spot，又名氣場）的考量。所以身體病弱的人，睡覺時頭枕著北方，可以睡得安穩而感到有體力。

## 45 溫暖身體

身體保持溫暖有助於血液循環順暢，而血液循環順暢是健康的基本條件。

## 46 避免房事過度

男性一旦射精，大腦就會努力設法讓精囊內再度充飽精子。這是基於「以繁衍物種為最優先」的大腦運作原則，而做出的自然反應。因為隨時都要做好繁衍子孫的準備，所以立刻補充流失的精子比什麼都要緊，甚至不惜破壞肌肉或骨骼等的細胞，拿來做為製造精子的材料。由於射精以後，身體會立刻拿自己的骨肉來製造精子，這時抽血檢測，會發現轉變生長因子（Transforming Growth Factor, TGF）的血中濃度非常高。這是人體內一種召喚睡意的荷爾蒙，目地是要讓人入睡以便休養生息、消除疲勞。東洋醫學認為，過度的生殖行為會招致「腎虛」。

本章列舉出諸多有益於身心健康的有效秘訣。至於：

△怎麼做能夠年輕又健康？

△怎麼做能夠預防疾病？

△怎麼做能夠身心健康，幸福過生活？

以下章節（第三章至第七章）會有更詳盡的科學與醫學解說，並加上最新的研究成果，為讀者們深入發掘更多真相。

第三章

# 如何促進抗老化荷爾蒙分泌

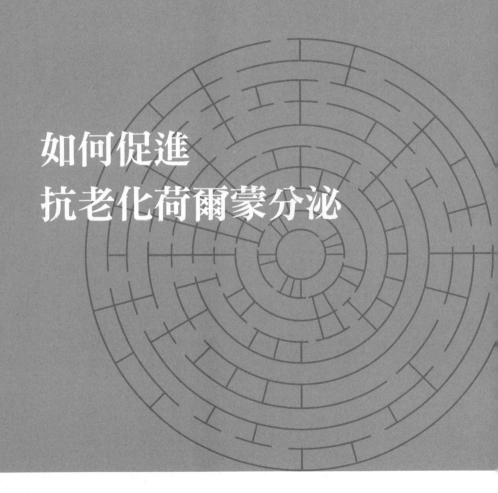

# 老化來自生長荷爾蒙枯竭

接下來，就讓我從多數人最關心的「抗老化」與「回春」談起。

從結論上來說，預防老化常保年輕的關鍵，就是生長荷爾蒙。即使是上了年紀的人，只要生長荷爾蒙分泌旺盛，就可以防止老化，不僅外觀比實際年齡年輕，對疾病也有足夠的抵抗力，可以常保活力健康不易生病。

那麼，該如何讓生長荷爾蒙旺盛分泌？它又是如何讓人體常保年輕不老呢？以下，我將連同自己的實踐方法在內，為讀者們一一說明。出生於一九四〇年的我，今年七十一歲（編注：本書日文版出書時間為二〇一一年）。測量身體的組成分析，得到肉體年齡二十八歲的結果，而外觀就如同各位在本書的封面所見。一位經友人介紹前來求診的女性患者，第一次見到我的時候如此反應：「七十一歲？不可能，騙人的吧！駕照借我看。」她看了我證件上的出生年後，才心服口服。

要說明什麼是生長荷爾蒙，或許從「侏儒症」切入會有助於讀者的理解。侏儒症的罹患比例，平均每二十萬人左右會有一人。日本的正式病名為「成長荷爾蒙分泌不全性低身高」或是「小兒成長荷爾蒙分泌缺損症」，俗稱侏儒症。

侏儒症就是生長荷爾蒙不足的疾病。患者的生理條件並沒有其他問題，唯一的缺陷就是生長荷爾蒙分泌不足，所以肌肉骨骼發育不良，身材長不高。醫學上以人工方式持續補充生長荷爾蒙作為治療，然而一旦停止補充，患者會立刻成為新陳代謝症候群體質，並且容易骨折、罹患癌症，這也成為本症的特徵。

只是，大家再仔細一想，會發覺這些表現豈不都是中高年人的共通點？身高「倒縮」、出現新陳代謝症候群、容易骨折、罹癌機率增加、腦力衰退而面臨認知障礙的風險等等，無一不是老化現象。

由於日文病名出現「小兒」、「成長」，容易讓人理所當然的以為只發生在兒童身上，但是筆者認為，它與成人並非無緣，而「成人的侏儒症」就是「老化」。反過來說，發生在所有老人身上的生理現象如果發生在極少部分兒童身上，就成為侏儒症。侏儒症其實就是成人的老化現象發生在兒童身上。

正常情況下，生長荷爾蒙在兒童時期應該旺盛分泌。這是一種刺激細胞生長的荷爾蒙，能增加肌肉、骨骼、大腦等的細胞數量。有了它的加持，孩子的頭腦和身體就可以不斷發育。人到三十歲，生長荷爾蒙的分泌會突然下降，和二十歲的時候相比，只剩下一半左右，到了四十歲，更只有二十歲的四成分泌量。

如此驟然減量的荷爾蒙，在人體內絕無僅有。其他荷爾蒙都是隨著年紀逐漸遞減，如果以曲線圖來呈現，曲線的弧度都是平緩向下，只有生長荷爾蒙一過二十歲就陡然衰減。

隨著年齡往四十歲、五十歲、六十歲逐漸邁入，生長荷爾蒙的分泌量大幅降低，測量老年人的生長荷爾蒙，含量普遍都極少（精準的說，是測量血液中的體介質❶，由於生長荷爾蒙本身安定度差，不容易測量，所以改為測量性質安定的體介質）。

不少三十歲以上的人肌膚失去彈性、抱怨各種身體病痛問題，一般說是「衰老」、「老化」，測量他們的生長荷爾蒙，即可知含量都相當低。

也就是說，一旦生長荷爾蒙不足，不論任何年齡，都會有新陳代謝症候群、骨質疏鬆、智能低下、罹患癌症等風險。生長荷爾蒙的名稱與侏儒症的由來，讓人們長年誤以為這是兒童生長期才會需要的荷爾蒙，事實上，它與成人的老化、疾病都有密切關係。如果把老化說成是「生長荷爾蒙低下症」，那麼它的防治方法也就呼之欲出了。

## 生長荷爾蒙的分泌來自「肌肉破壞」

生長荷爾蒙（Human Growth Hormone, HGH），是由腦下垂體前葉釋放的荷爾蒙。我們大可不必受它字面意義的限制，而應該將它視為貫穿人生所有階段、與人體密不可分的「保健荷爾蒙」才對。

如果要用一句話來說明生長荷爾蒙，那麼它就是「增長細胞數量的荷爾蒙」，是兒童腦部與身體發育不可欠缺的物質。生長荷爾蒙分泌的時間，一是在剛入睡前三小時左右的深度睡眠期。老一輩的人總是說「能睡的孩子會長高」，這是真的。另一

譯註❶：體介質（Somatomedin C），又稱第一型胰島素生長因子（Insulin like Growth Factor-I），簡稱 IGF-1，是一種由人類生長荷爾蒙在肝臟中製造的蛋白質。

個分泌時間點，是孩子在早上起床後的空腹狀態下，身體會釋出大量生長荷爾蒙。不過這時候如果不吃早餐，補充身體發育必須的材料（三大營養素），那麼任憑生長荷爾蒙分泌再旺盛，也無法充分長高長壯。

成人因為某些障礙導致生長荷爾蒙停止分泌，治療上也必須補充生長荷爾蒙。這是全球通行的療法，也已經有超過六十個國家認定為保險適用項目。日本雖然起步較晚，但也在二〇〇六年納入全民健康保險給付，不過對象僅限「成人生長荷爾蒙分泌不全症」患者。像是交通事故等意外造成腦下垂體重大損傷，失去分泌生長荷爾蒙機能者，或是腦部惡性腫瘤，接受放射線治療影響生長荷爾蒙分泌等，極有限的個案方能獲得健保給付。

一代國際巨星伊莉莎白泰勒曾經為了長保青春容顏而注射生長荷爾蒙，能夠長期以此作為保養者，必須是家財萬貫，一般人實在負擔不起。如果資金不足，半途停止注射，人體反而會快速衰老。這是因為依賴注射補充以後，生長荷爾蒙不再自力分泌，造成機能極度低下的反效果。就像一味依賴交通工具代步，腰腿就會變得無力一樣，是所謂的「用進廢退」原理。停止外來的注射補充以後，身體無法自行分泌生長荷爾蒙，細胞數量一下子減少，身體就會在突然間急速老化。

正因為如此，生長荷爾蒙無論再怎麼神奇，我仍然反對注射補充（當然，罹患侏儒症，或成人基於治療的必要除外）。讓身體自行分泌足夠的生長荷爾蒙，而不必透過注射，才是理想的抗老化方式。只要善用身體的運作原理與大腦的活動特性，想要讓生長荷爾蒙源源不絕的分泌並非難事。重點在於掌握運動的訣竅，刺激大腦活動，讓它發出分泌生長荷爾蒙的指令。

前面已經說明，上了年紀以後，生長荷爾蒙就只能少量分泌，不過無論年紀多大，如果狀況需要，它還是有可能瞬間大量湧出，那就是在受重傷的時候。身體面臨重大傷害，細胞遭受壞死的威脅時，大腦為了保全性命，會大量分泌生長荷爾蒙來修復損傷。

例如，解剖交通意外事故身亡者的遺體，可以發現他們的腦下垂體大量堆積生長荷爾蒙。這也說明身體並非因為上了年紀就失去製造生長荷爾蒙的能力，它們都儲存在負責製造生長荷爾蒙的腦下垂體，只是分泌的能力與釋出的功能衰退罷了，而巧妙刺激大腦將它釋出，並不困難。

刺激生長荷爾蒙分泌的必要動作，就是運動。

請讀者們回想第一章「肌肉是替換制，有破壞才有建設」的內容，這個章節提到，運動時別只是想著「鍛鍊肌肉」，而要抱著「破壞肌肉」的意識去運動，才能收到真正的功效。因為肌肉是替換制，要製造新的年輕肌肉，必須先破壞老舊肌肉不可。

肌肉一旦遭受破壞，大腦會做出「必須進行組織修復」的判斷，繼而分泌生長荷爾蒙，用來增加細胞數量，製造新的肌肉。生長荷爾蒙是促使身體遞補新細胞最強力的荷爾蒙，當肌肉損壞時，大腦會警覺：「不得了，〇〇地區發生土石流了！搶救部隊和建設部隊立刻前往現場支援！」生長荷爾蒙便隨之出動。

那麼，哪些運動能夠破壞老舊肌肉呢？

## 這麼做可以輕易破壞老舊肌肉

人體的老舊肌肉猶如梁柱或地基腐蝕而傾頹的小屋，又像是彈性疲乏的橡皮筋。想要將它徹底拆除，最有效的方法是施加重量壓垮它，或是使勁拉扯、搖晃它。以運動來說，從事舉槓鈴（barbell）之類的重力訓練最合適。做這類憋氣使勁的運動，必須持續三十至四十分鐘左右，每週二次。

讀到這裡，大部分讀者大概會嘆口氣說：「唉呀，這我可辦不到。現在都已經這麼忙了，要我每星期再抽出幾天時間來運動……」

不用急，讓我先介紹NASA（美國太空總署）的太空人，與日本甲組職業足球聯賽（J. League Division 1）的霸主鹿島鹿角隊❷，所使用的某種特殊運動機器。這種名為「加速度振動板」的機器，外型乍看很像是電動滑板車（segway），為帶有龍頭（握把）的站立型座台。使用者站上像體重計一樣的座台，座台便會高速振動，從各個方向拉扯或搖晃腰部以下肌肉。

---

譯註❷：甲組職業足球聯賽（J. League Division 1）為日本最高等級的職業足球聯賽系統；而鹿島鹿角隊是位於日本茨城縣的職業足球隊，為日本甲組職業足球聯賽的十八支球隊中最成功的隊伍，曾經奪得七次日本職聯總冠軍。

太空人長期生活在無重力的外太空中，NASA惟恐他們的肌肉大量流失，於是開發出這一協助製造肌肉的運動機器。荷蘭利用它訓練運動選手，在國際競技場上獲得亮眼成績。NASA和鹿角隊採用的加速度振動板改良型（請見左頁照片），由我的診所在日本率先引進，目前在國內已經有數台。

它破壞老舊肌肉的威力十分強大，一身老化肌肉的人站上這台振動板不過三十秒至一分半鐘，隔天就會肌肉痠痛舉步維艱。雖然坊間也有類似的機器，不過振動方向單一，肌肉很快就習慣而失去效果。人體的肌肉呈現三百六十度分布，運動機器的振動方向或搖晃型態若不能做到變化複雜，就失去使用上的意義。

關於如何破壞老舊肌肉，我舉出舉槓鈴等的重力訓練，與NASA採用的加速度振動板。但其實，想要刺激生長荷爾蒙分泌，還有更簡單的辦法，就是利用加壓式止血帶，甚至是不必借助以上這些機器或器具，只憑自己一個人的身體就能完成的運動（Slow Squat，緩慢屈蹲），這些留待稍後再詳細介紹。

到這裡為止，我們談到老舊肌肉遭到破壞以後，大腦為了修復組織而大量分泌生長荷爾蒙。要破壞老舊肌肉，必須從事一定程度的舉重等重力訓練，也就是憋氣

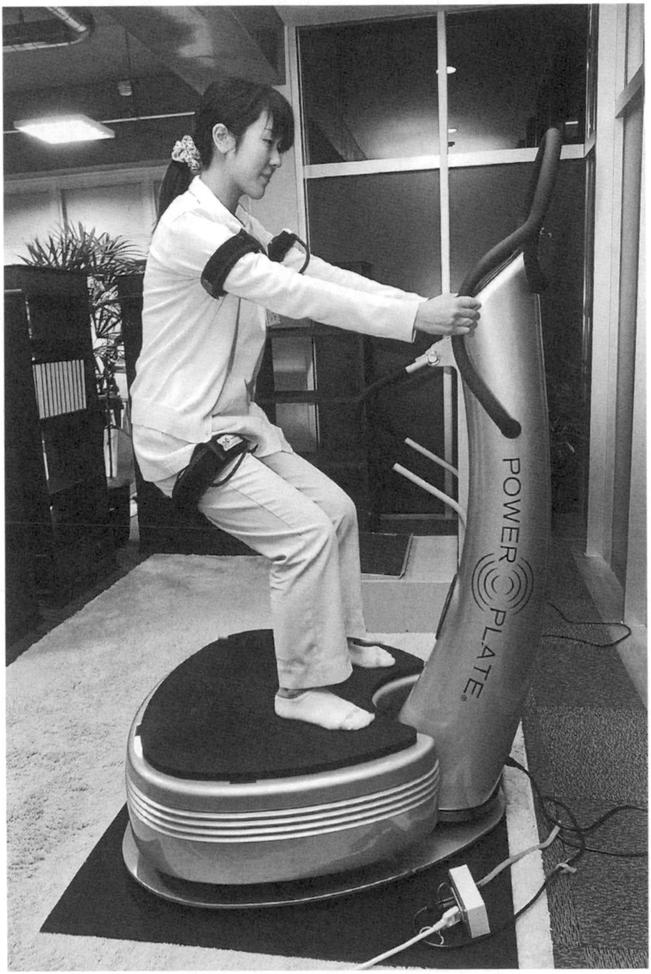


## 全身振動機器（加速度振動板）

使用這台機器可以省略運動前的熱身。使用者想要製造哪一部位的肌肉，就用力繃緊該部位，在開動的機器上接受 15 ～ 30 秒的振動，便能破壞老舊肌肉，達到製造新肌肉的效果。如此一來，就不必透過重力訓練破壞老舊肌肉，可免除負重訓練的過程。

使勁的無氧運動，或是借助能在短時間內達到相同效果的振動機器。

完成前面破壞老舊肌肉、刺激大量生長荷爾蒙分泌的作業以後，緊接著該如何製造新的肌肉呢？是不是只要分泌生長荷爾蒙，新的肌肉就會自己默默長出來呢？讀者們如果想要有效製造新的肌肉，下一階段的運動必不可少。

新的年輕肌肉強而有力，是老舊肌肉的三倍粗，所以令人無論是體型或外觀都呈現年輕朝氣的形象。外型老化並不是因為肌肉的數量減少，而是每一束肌肉都處在消瘦衰弱的狀態。在肌肉採定額制的條件下，必須先去除老舊肌肉，新的肌肉才能夠取而代之。這麼一來，身體就會展現出年輕彈性的活力。

不只是這樣，我還要在此預告一個最新的研究發現，那就是新的年輕肌肉會分泌出預防疾病、長保年輕的特別荷爾蒙。

以下，讓我們來看哪些運動可以製造新的肌肉。

## 反覆進行單純的有氧運動就可以製造新的肌肉

想利用身體分泌的生長荷爾蒙製造新的肌肉，反覆進行單純的有氧運動很重要。像是原地踩健身腳踏車，或是騎腳踏車出門兜風，還是優閒的散步，都屬於這類運動。

重點是運動的同時還要能夠充分吸收氧氣。如果選擇踩腳踏車運動的話，個人推薦 Aero bike 型❸最合適。散步運動的人，則要把握邊走邊深呼吸的要訣。想製造新的肌肉，就必須供應身體組織充足的血流（也就是氧氣）。

至於為什麼要重複單純的運動？我認為這是要養成細胞的意識。為方便讀者理解，我姑且如此比喻：在淘汰掉老舊肌肉而新的肌肉尚未遞補上來的空檔，重複踩踏板或走路這些活動肌肉的單純動作，是要一再提醒這些部位保持「我是肌肉」的

---

譯註❸：Aero bike 是商標名，這類型有氧健身腳踏車附有儀表板，能顯示身體踩踏板所消耗的熱量。

意識。在這段空檔期間如果不採取任何行動，空出來的位置有可能會被脂肪占據。重複單純的運動，是要喚起身體「這裡有肌肉」的記憶。最新研究證實，透過這樣的運動模式可以十分有效率的製造出年輕肌肉。

行文至此，讓我們再把前面的內容加以整合。

讀者必須把握的重點之一，就是「正確的運動順序」。先從事無氧運動，接著進行有氧運動，兩者組合起來效果最佳，否則生長荷爾蒙是不會分泌的。完整的過程分解如下：

重力訓練（無氧運動）、振動板機器等

↓

破壞老舊肌肉

↓

為了復原細胞數量，身體分泌生長荷爾蒙

↓

反覆進行單純的有氧運動

## ←新的肌肉形成

人體因為生理年齡老化，生長荷爾蒙的分泌量隨之大減，但是透過我們的自力救濟，仍然能夠有效刺激分泌量。更令人振奮的消息是，新形成的肌肉在抗老化的工作上可以發揮十分重要的功能。這一點，我們留待下一節說明。

讀者們注意到了嗎？截至目前為止提到的所有製造新肌肉的運動，全都集中在腰部以下。無論是踩自行車還是散步，通通是下半身運動，就連破壞老舊肌肉，也都鎖定下半身。（還有一項尚未詳述，就是Slow Squat，緩慢屈蹲）

前面說到，經由生長荷爾蒙刺激而長出來的新肌肉，在抗老化的工作上發揮十分重要的功能，更精準的說，這個新肌肉是指「新生成的腰部以下肌肉」。

## 腰部以下肌肉是「良性荷爾蒙分泌器官」

目前已知，新生成的腰部以下年輕肌肉能分泌出「myokine」這種防止老化、預防疾病的荷爾蒙，換句話說，就是一種抗老化荷爾蒙。myo是肌肉，kine是酵素（亦即荷爾蒙），這是最近發現的新物質，目前已經找出一百種之多，統稱為「myokine」。

「myokine」具有分解脂肪、預防糖尿病、防止動脈硬化、安定血壓的多重作用，甚至對於認知功能障礙或癌症都有效果。孩童能分泌大量「myokine」，所以很少會罹患癌症。

暫且先不論外觀的美醜變化，老化的可怕在於以下四項最具代表性的生理改變：①內臟脂肪的危害、②血管功能的劣化、③癌病變、④認知功能障礙。而「myokine」對它們都具有預防功效。

「myokine」只會從運動生成的新肌肉分泌出來，而且僅限於形成後四個月內的年輕肌肉。所以我們必須要意識到肌肉的代謝週期，有效破壞老舊肌肉、製造新的年輕肌肉。尤其「myokine」和其他的荷爾蒙不同，只在運動的時候分泌，而且不可思議的是，無論上半身的肌肉多麼年輕，也幾乎看不到「myokine」的作用。透過運動經常更新腰部以下肌肉，是預防老化與疾病絕不可欠缺的手段。對身體而言，腰部以下肌肉形同是製造良藥的機關。

這個能夠抗老防病的荷爾蒙，來自人體下半身無法單手盈握的大塊肌群，我稱之為「腿點」，它們是①臀部肌肉、②小腿前側肌肉、③小腿內側肌肉、④小腿肚肌肉。

## 所謂老化，就是組織細胞數量減少

話題回到生長荷爾蒙。每個人都有自己的「正常體溫」，排除生病發燒的例外狀況，在正常健康狀態下，一個人的體溫應該是一定的，例如，A先生平日的正常體溫在三六．五左右。「正常體溫」會因人而異，但只要是同一個人，就會維持在一定的水準，不會時刻變動，也不會今天和明天不一樣。這是刻劃在DNA裡的程式，每個人不可改變的機制，而且身體會設法保護這個機制，按照程式設定去做。

細胞的數量也是如此。人體各臟器必須時刻維持一定的細胞數量，肺臟、心臟、大腦、肌肉、皮膚無不是如此。誠如大家所知，人體大約由六十到七十兆個細胞所構成。身體各部位的零件也都是細胞組成，而且各自都必須維持穩定的細胞數量。A先生每公斤肌肉的細胞數量可能是一兆個，B先生每公斤肌肉的細胞數量也許是一兆二千億個，每個人都有各自的既定程式，明確指定：「你就以這個細胞數量活下去。」身體必須維持固有的細胞數量，而各臟器又受到DNA的控制，不讓自己的細胞數量減少。

就算細胞受損或毀壞，身體也會設法令細胞新生。當身體還具備新生能力的時候，細胞數量可以維持不變，老化不會呈現表面化。而一旦新生能力不可靠，細胞數量就會減少，外觀呈現老化，內在的臟器功能降低，容易發生功能障礙和病變。

人體三十歲左右，就算細胞數量有些許減少，還是能夠大致維持充足的數量，所以老化並不明顯。但是隨著歲數年年增加，老化越來越藏不住。這是因為毀壞的細胞不再新生，細胞數量日漸減少。

在我看來，所謂老化就是細胞數量減少。

由此可知，不老長壽第一要務，就是盡量維持身體一開始設定的細胞數量，不讓細胞減少。老化，亦即細胞數量減少，影響最大的是腦細胞、白血球和淋巴球。白血球和淋巴球是人體免疫力的根源，免疫力一衰退，就容易罹患疾病。腦細胞受到老化影響，也會表現出各種症狀。

## 生長荷爾蒙是人體所有荷爾蒙的主導者

關於生長荷爾蒙的神奇力量，已經有不計其數的醫學論文加以說明。由美國威斯康辛醫學大學的羅德曼博士（Dr. Daniel Rudman）所領導，集合其弟子泰利博士（Dr. Terry）等人對生長荷爾蒙的研究，在醫學界享有盛名，只要是身為醫生的人幾乎都不懷疑其研究的真實性。

根據泰利博士的研究，生長荷爾蒙有如下功能：

●不分男女性別，大幅降低血清總膽固醇與中性脂肪
●提升肌肉強度與數量、運動持久力……八十％
●降低體脂肪……七十二％
●提升性能力與頻率……八十四％
●提升能量等級……八十四％
●改善對生活的態度……八十％
●強化對一般疾病的抵抗力……七十三％
●提升皮膚的彈性……七十三％
●提升情緒的穩定性……六十七％
●提升記憶力……六十四％

我還要補充強調，生長荷爾蒙簡直就是身體的荷爾蒙之王。如果以公司來比喻，它就是公司的經營最高層。人體內有非常多種類的荷爾蒙在活動（如果將細胞內的荷爾蒙也納入計算，可高達數百種），整個荷爾蒙系統的運作都是由生長荷爾蒙

在統籌。

很多人一聽到荷爾蒙，腦海中會浮現出女性荷爾蒙、副腎皮質荷爾蒙、甲狀腺荷爾蒙等，它們分泌多了或少了，都會引起各種疾病。例如，大家都知道更年期障礙是女性荷爾蒙減少所引起，甲狀腺荷爾蒙分泌過剩則會造成甲狀腺功能亢進，萬一分泌太少又成為橋本氏腦病變（Hashimoto Encephalopathy）。

現代醫療對於這些疾病可以調整個別荷爾蒙的過與不足，像是利用藥物對不足者加以補充，對過剩者加以抑制。

但是我個人以為，與其個別補充或抑制單一荷爾蒙，還不如從統管全體的生長荷爾蒙著手，會更安全又有效。單獨療法恐有破壞整體平衡的危險，例如，補充女性荷爾蒙（eestrogen，又稱雌激素）有引發乳癌、子宮癌的危險；而補充黃體素，也有誘發腦血栓或肝功能障礙的疑慮。

之所以發生個別的荷爾蒙機能異常，是因為生成該荷爾蒙的相關細胞數量減少所造成。尤其是對於缺乏型的疾患，與其採取個別荷爾蒙的直接補充，不如設法增加生成該荷爾蒙的相關細胞數量，會是更為溫和卻有效率的治療方法。

## 生長荷爾蒙的年齡變化

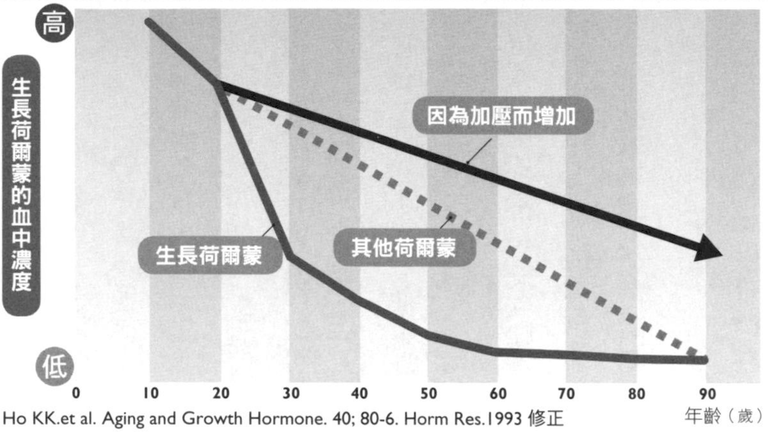


Ho KK.et al. Aging and Growth Hormone. 40; 80-6. Horm Res.1993 修正

○78種荷爾蒙當中，唯一只有生長荷爾蒙在短短10年之內大幅減少一半。
○雖然有個人差異，不過其他荷爾蒙大約一直到60歲左右才減半。
○生長荷爾蒙以上述的速度持續減少，身體將無法保有所有器官的正常細胞數量，而邁向老化。
○如果說「生長荷爾蒙減少就是老化」一點都不為過。

## 部位別癌症死亡率（主要部位別的癌症死亡率逐年變化）

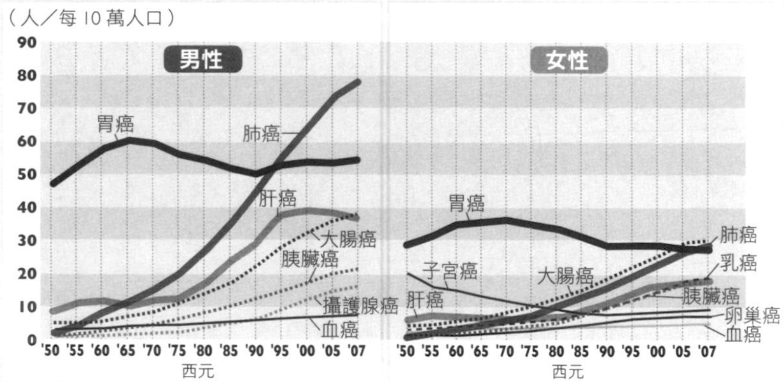


○不論男女性，癌症發生率年年成長。
○每年癌症死亡率，每3人中就有1人；每年癌症罹患率，每2人中就有1人。
○減少或是有減少趨勢的癌症，以感染引發的相關癌症為主，這應該歸功於防治感染對策奏效。

註：肺癌包含氣管癌與支氣管癌，子宮癌包含子宮頸癌，大腸癌包含結腸、乙狀結腸、直腸等部位的癌症。

資料來源：日本厚生勞動省「人口動態統計」。

在企業經營上，過去也曾有過日產汽車的高森（Carlos Ghosn❹）社長讓公司起死回生的絕佳實例。原本岌岌可危的企業在更換經營領導人以後，組織不但重新站起來，而且業績大放異彩；同樣的，內分泌系統紊亂引起的身體病痛，也能透過充分刺激荷爾蒙之王的生長荷爾蒙，做根本治療。

過去認為，生長荷爾蒙會同時刺激癌細胞生長，因此癌症患者禁用。不過這其實並不正確。沒錯，癌細胞是會因而增加，但是實驗已經證明，在癌細胞增加的同時，可以擊退癌的白血球、淋巴球、自然殺手細胞（Natural Killer cell, NK cell）等更以高出癌細胞十倍、二十倍的速度在增加。時代在進步，我們是該把生長荷爾蒙列入治療癌症的武器，加以積極活用才對。

譯註❹：高森出生於巴西，一九九九年接管經營陷入困境的日產汽車，當時日產負債高達數十億美元。高森採取關閉工廠、裁減人力、重新分配資源、大力支援產品研發等改革行動，獲日本政府頒發藍綬褒章，以表彰他對發展日本汽車工業的卓著貢獻。

## 利用簡單的加壓帶騙過大腦，誘發生長荷爾蒙分泌

前面談到刺激生長荷爾蒙分泌的方法，就是破壞老舊肌肉，讓大腦做出「有組織需要修復，必須送出生長荷爾蒙促進細胞新生」的判斷。而為了有效破壞老舊肌肉，得先進行三十至四十分鐘左右的重力訓練，或是藉助振動板機器的功用。

但其實還有更簡單的方法可以選擇，甚至連破壞肌肉都不必。

那就是在手臂纏加壓帶（請見一〇一頁照片），如此一來，不做運動也可以刺激生長荷爾蒙分泌。簡單的說，這是一個欺騙大腦，讓它誤以為必須分泌生長荷爾蒙的權宜之計。

我先大略介紹，之後再詳加說明。

首先把加壓帶纏在上手臂，藉著束緊血管阻斷血流，製造缺氧狀態，讓局部不斷累積乳酸。當身體某處累積乳酸，大腦會認定「身體受傷了」，於是分泌生長荷爾蒙促進細胞新生，其效果相當於進行無氧運動（屏息使勁的運動）三十至四十分鐘。

這個誘使生長荷爾蒙分泌的方法，可說是利用「大腦不長眼睛」的弱點。也就

是說，大腦沒有眼睛，無法看見實際上究竟發生了什麼事（事實上身體並未受到重大傷害，也未從事劇烈運動），只能從體內的物質基準下判斷。當它接收到乳酸堆積的訊號，便對此作出必要的反應。

乳酸堆積↓必定是身體受傷了↓立刻送出生長荷爾蒙，這一連串反應，都取決於乳酸在血液中的濃度。

加壓帶充其量只是用來製造乳酸欺騙大腦的手段。說是「欺騙」，不免給人負面的感受，但此法其實是為了達到巧妙控制大腦的功效。在手臂綁加壓帶阻斷血流，會引發乳酸堆積，這些乳酸被加壓帶束緊在局部無法四處流動，就達到我們所設計的目的。至於為什麼選在手臂而不是身體的其他地方，這是因為手臂是最容易堆積乳酸的部位，別小看我們細細的手臂，它所堆積的乳酸量可是抵得過兩條腿呢。

不過這類加壓方式涉及到阻斷血流，所以務必要在可靠的專業指導者協助下進行。

附帶一提，跪坐以後雙腿發麻站不起來，也是因為局部受壓迫影響血液循環，而產生大量乳酸堆積，乳酸會讓肌肉無法動彈。不能動彈的腿在伸展片刻以後，會感到又麻又刺，這是氧氣快速進入缺氧的組織所引起的現象。

接著，我進一步詳細說明以上提及的內容。

首先，乳酸會在血液循環不良的情況下堆積。血液循環最惡劣的狀況，莫過身體受到重傷，組織被切斷，血流也被迫中斷，所以人在受重傷的情況下，體內會堆積大量乳酸。

乳酸的原料是肝醣（glycogen，又稱糖原質），肝醣大量存在肌肉當中，手臂當然也不例外。在氧氣充足的狀態下，這些肝醣最終會分解成二氧化碳與水。但是如果血流不暢、氧氣不足，化學變化的結果就會得到乳酸。利用加壓帶蓄意製造手臂肌肉缺氧狀態，讓肝醣的分解停留在乳酸階段，能促使大腦接獲乳酸堆積的訊息，產生「身體受傷了」的錯覺，而分泌促進細胞新生的生長荷爾蒙。

目前已知，若加壓帶的用法得當，甚至可以促進大腦分泌出比安靜時多一百倍的生長荷爾蒙。

振動板能用來破壞老舊肌肉，促進生長荷爾蒙分泌。

加壓帶則用來製造乳酸堆積，促進生長荷爾蒙分泌。

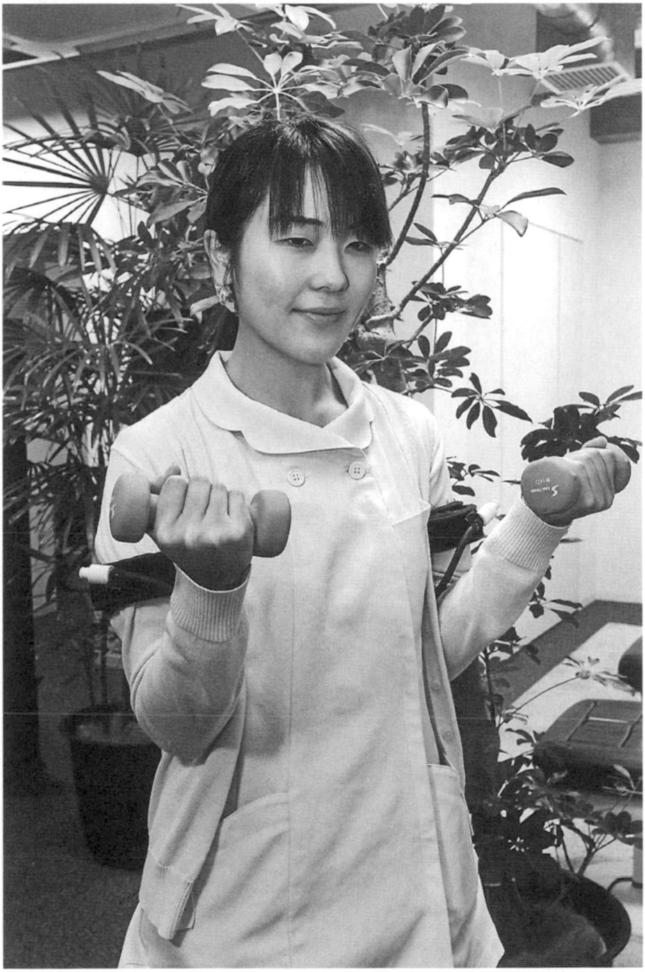

## 加壓帶的效用

想要刺激生長荷爾蒙分泌，過去必須藉由重力訓練這類無氧運動持續進行 30 分鐘以上，才能在全身堆積乳酸。但是，現在只要利用加壓帶進行 5 分鐘的上臂運動，也能達到充分的效果。而考慮到運動會在體內產生活性氧，因此建議此時飲用氫氣水作為中和劑。

筆者的診所分別使用不同機器製造不同的功效，而NASA和鹿島鹿角隊引進的加速度振動板則能夠將兩者的功能合體，畢其功於一役。

第四章

# 內臟脂肪與癌症無異！

# 內臟脂肪會殺死其他細胞

十六年前，我在個人著作《腦內革命》當中指出「囤積過量的腹部脂肪會令人早死」，招致很多人批評、嘲笑，要我拿出證據。

時至今日，東京大學門脇孝教授等人的研究，都令「新陳代謝症候群」成為眾所皆知的名詞，而人體內過度囤積的脂肪，特別是內臟脂肪有害健康，也成為婦孺皆知的常識。

內臟脂肪對身體的危害很大，它至少分泌三十種以上的極有害物質，把它稱為「脂肪毒」一點也不為過。

脂肪雖然是維持生命的必要物質，可是一旦囤積過多，就會成為劇毒，我甚至認為「內臟脂肪就是成長緩慢的癌」。如果把它這麼想，就有助於理解內臟脂肪過多的人體內究竟發生什麼事。

內臟脂肪分泌的物質會像癌細胞一樣毒殺其他細胞。人體內建有恆定機制，會設法維持固有的細胞數量，惟獨癌細胞、息肉細胞與脂肪細胞會自我增殖，也就是任意製造有利於自己的細胞。

它們當中只有息肉（良性腫瘤）不會殺死其他細胞，而癌細胞與脂肪細胞則會殘害其他細胞。過度增多的內臟脂肪會毒殺其他細胞，這意味著脂肪細胞大到一定程度，便幾乎與癌細胞難以區別。所以當內臟脂肪多到某種程度時，最好別再單純將其視為脂肪看待。

關於內臟脂肪所分泌三十種以上的脂肪毒，其複雜的物質名稱與可怕的危害，請見一一一頁詳細內容。以下，我將內臟脂肪帶來的主要毒害稍做重點整理。

○對血管的傷害……高血壓、腦梗塞、狹心症的由來。它分泌令血管收縮導致血壓升高的物質、令血液黏稠導致容易形成血栓的物質、令動脈硬化的物質。

○分泌妨礙胰島素作用的物質……包括三種導致糖尿病的物質。

○致癌……前列腺癌、乳癌。其他還有最兇猛的致癌物質轉變生長因子（Transforming Growth Factor, TGF）。TGF是各種致癌物質當中最毒的一種，因此而深受矚目。

○男性的性功能障礙……女性荷爾蒙是由脂肪轉化而來，脂肪過剩影響男性雄風。

○分泌令人無法節制食慾的物質。

○分泌令人無法減肥的物質。

○長壽者共同的特徵之一，就是血液中含有高濃度的脂締素（adiponectin ❶）；而過量的內臟脂肪會降低血液中脂締素濃度。

○降低免疫物質。

○將好的膽固醇轉變為壞的膽固醇。

……等，內臟脂肪會分泌出各種毒素，真可說是招致所有疾病的根源。針對上述的內臟脂肪弊害，我舉出其中幾項稍做說明。

人體預防疾病的好幾種類免疫物質當中，有些是脂肪製造出來的。然而，過多的脂肪會成為脂肪毒，反過來攻擊免疫物質，造成免疫物質減少，就好像正義的夥伴向惡勢力倒戈。脂肪毒與白血球、淋巴球等免疫物質作戰，可不只是像黴菌與免疫物質作戰那麼簡單。對於免疫物質而言，要和原本製造免疫物質的脂肪作戰，那是非同小可的戰役。

雌激素（estrogen）是女性十分重要的荷爾蒙，但是過量就會變成乳癌的由來。男性荷爾蒙（androgen）也是男性必要的荷爾蒙，然而一旦內臟脂肪過量，就會有導致攝護腺癌的風險。

本書在第一章做出「糖尿病別注射胰島素」的呼籲，裡面曾提到長壽者的共同特徵之一，就是「胰島素的血中濃度低」。因為他們的胰島素效用高，所以少量就能達到作用。而內臟脂肪竟能分泌出三種妨礙胰島素作用的物質，分別是抗胰島素激素（resistin）、TNF $\alpha$（腫瘤壞死因子 $\alpha$）、瘦體素（leptin）。也就是說，內臟脂肪過多，形同與長壽者背道而馳。

長壽者的另一項共通點，是血液中的脂締素濃度高。這是一種可以預防肥胖與

---

譯註❶：脂締素為脂肪細胞所分泌的物質，具有修復血管、抑制胰島素分泌的作用，能預防動脈硬化、糖尿病等疾病，當內臟脂肪增多時，其含量相對降低。

糖尿病、常保血管年輕的有益健康物質。而內臟脂肪卻有降低其濃度的不良影響。

## 脂肪本身竟然會生出更多脂肪細胞

內臟脂肪過度增加，竟然會出現脂肪繁衍脂肪的驚人事實。當我得知這一事實，感到十分震驚，因為這簡直和癌細胞無異。脂肪細胞何以會自我增殖，以下說明其中的重大內幕。

首先來談肥胖。肥胖是脂肪細胞這一容器裡面填塞了大量的脂肪所引起。想要透過節食消除肥胖，前提必須是脂肪細胞這個容器的數量並未過多。容器的數量少，只要減去當中的內容物，整體的脂肪總量就會跟著減少。因為「脂肪總量＝容器數量×各容器的內容量」，所以脂肪細胞這一容器從一開始就過多的人，即使多少減去當中的脂肪含量，可是整體的脂肪總量還是偏多，因此不容易消除肥胖。

脂肪細胞是如何變多的呢？過去認為，脂肪細胞在人的一生當中，只有三個時期會增加。頭一次是在母體內，孕婦飲食過量會生出脂肪細胞多的孩子；其次是出生後一年以內的嬰兒期，嬰兒攝取過剩的營養會導致脂肪細胞增加；最後一次是青春期，這時期大吃大喝，也會促使脂肪細胞大量增多。

然而最近醫學界才發現，這三個時期以外的其他時候，脂肪細胞照樣會增加。因為內臟脂肪過多而分泌的PAGF（前驅脂肪細胞增殖因子），有增加脂肪細胞的作用。脂肪細胞增多的人，無論多麼力行減肥都很難成功，所以肥胖不消，內臟脂肪不消，而脂肪毒分泌旺盛，陷入惡性循環，有如搭上奔向死亡的失速列車，由不得你中途下車。

從內臟脂肪能夠自行增殖脂肪細胞，又會攻擊免疫物質、脂締素來看，我認為把內臟脂肪視為「成長緩慢的癌」並不為過。

## 「吃太多會早死」是定律

內臟脂肪還會分泌出把好的膽固醇轉變成壞膽固醇的物質。雖然說運動，多多少少能夠增加體內好的膽固醇，但是透過內臟脂肪的轉化，好的膽固醇還是立刻就會被轉化為壞膽固醇。人體一旦進入這一運作模式，就算是做運動也無法增加好的膽固醇。

內臟脂肪釋放出的物質當中，以TGF（轉變生長因子）最受關注。科學家最近才明白，TGF原來是最凶惡的致癌物質，可以誘發正常細胞轉變為癌細胞，道理就像蛹蛻變為蝶一樣，TGF對細胞也具有類似的轉換作用。TGF細胞只顧奪取營養餵養自己，而令正常細胞停止發育。

不但如此，TGF也和慢性疲勞症候群有關。醫學研究調查慢性疲勞症候群患者的共通點，找出TGF的關聯性。任何人一感到疲勞，體內就會分泌TGF，經過睡眠休息以後，TGF數值便會降下來，這是因為睡眠可以促進其分解。可是患有慢性疲勞症候群的人，無論如何休息，體內的TGF都不會消失。

除了把好膽固醇轉變成壞膽固醇物質的功能外，內臟脂肪也對我們的血管造成莫大危害。

幾乎所有的人一聽到內臟，直覺就想到腹腔或胸腔的臟器，但其實人體內最大的臟器是血管。身為代謝廢物的儲藏庫，血管擁有最大的容量，它的長度可以繞地

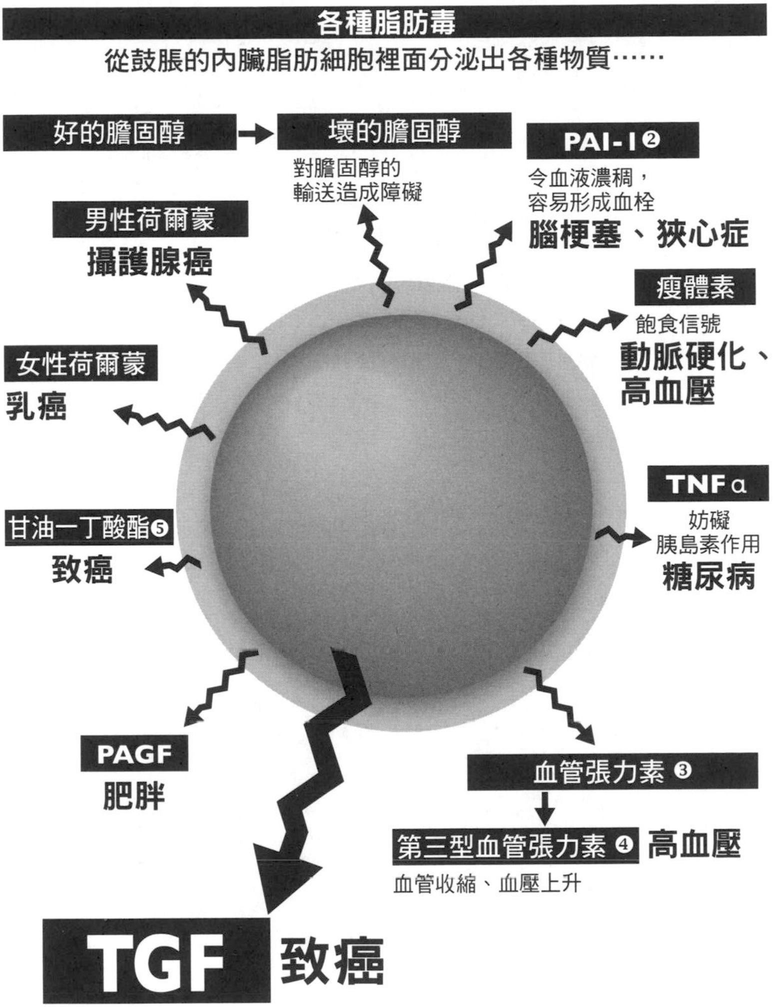


○過食或運動不足造成內臟脂肪過度增加，不再分泌有益的荷爾蒙，卻大量分泌令人生病的有害荷爾蒙。

○尤其是大量分泌助長肥胖的 PAGF，就連癌細胞用來殺死白血球、淋巴球的 TGF 也隨之升高。

球兩圈半，大約十萬公里。肉眼可見的血管雖然不及這個數字，可是血管內還有血管，它們才是最長的血管。

以道路來比喻的話，肉眼可見的血管就是高速公路，大卡車載著大量血液快速奔馳在高速公路上。但是，單單只有高速公路，是無法構成道路網的，高速公路周邊還要有一般道路和方便日常活動進出的小巷道。有這些能讓人車走走停停的旁支分道，送貨人員才能夠一一將貨物送到個人住家或商店。而人體血管內的血管，就像是一般道路和小巷道，它們是分布在血管內的血管網絡，氧氣和二氧化碳的交換，或是葡萄糖的存取都是在這些血管內進行。

脂肪最初會阻塞在這些細微的血管內，它們在人體最大臟器（血管）當中佔有最大的比例，所以儲存空間也十分龐大，裡面所能容納的脂肪量相當驚人。

內臟脂肪囤積會導致動脈硬化、高血壓、腦梗塞、狹心症等血管疾病，就是這個緣故。

當內臟脂肪囤積過量，就會爆出以上所說的各種脂肪毒，這是多麼可怕的事實。我感覺這彷彿是上帝在訓示人類一條不可違逆的定律，那就是「吃過量的人，是在大量剝奪其他生物的性命，所以必須早死」。

飲食是最容易得手的快感來源，幾乎可以說人人都是「飲食快感」的「成癮者」。用「成癮」兩個字或許太強烈，不過因為有助於說明，所以容我暫且用這個字眼來表現。人類必須依賴飲食維生，如果飲食是一件會帶來痛苦的行為，動物便無法維持生命，也無法延續物種。所以人體必須將飲食設定為一件快樂的事，大腦對此釋出愉快感的荷爾蒙。

過盛的食慾會令人吃飽了還停不下來，內臟脂肪仍然不斷釋出「再吃，再吃」的信號。雖然說「再吃，再吃」的指令是大腦所發布，但真正的主因其實是過量的內臟脂肪所分泌的脂肪毒，於是形成了腹部脂肪累積越多越不耐飢餓的體質。

---

譯註❷：PAI-1，纖溶酶原激活物抑製劑1。
譯註❸：血管張力素，angiotensinogen。
譯註❹：第三型血管張力素，angiotensin Ⅲ。
譯註❺：甘油一丁酸酯，monobutyrin。

要切斷這一惡性循環，防止可怕的脂肪毒發生，莫過從「飲食不過量」開始。

常聽人說「食不過八分飽」，但其實「六分飽」已經足夠。動物實驗證實，將飼料減少為原來的半數左右（大約五十至六十％），可以百分之百的加倍延長動物壽命。實驗對象從水蚤到人類的近親紅毛猩猩都是如此，無一例外。

然而，不少人會認為只吃六分飽到八分飽是一件困難的事，那麼，請至少避免吃太飽。至於吃完以後該怎麼做，留待稍後再來討論。接下來，我們要探討如何減去囤積的內臟脂肪。

## 分解脂肪的五種酵素

正如本書第一章指出的「運動燃燒脂肪是錯誤的知識」，無論多麼賣力運動，都不可能燃燒脂肪，能被燃燒的是——脂肪酸。

所以想要消脂，必須先將脂肪分解成為容易燃燒的游離脂肪酸。因為脂肪酸連結在一起成為脂肪，因此首先得切斷它們的連結。

那麼，脂肪要如何分解為脂肪酸呢？方法有以下五種。由於能夠分解脂肪的酵素只有五種，所以想要分解脂肪也只有這五種選擇。

①胃飢素（ghrelin，又稱飢餓荷爾蒙）

空腹時，從年輕的胃黏膜所分泌的酵素。人體直到二十歲左右，胃部都能旺盛地分泌胃飢素，所以年輕的時候即使大吃大喝也還能夠維持身材。但是年過二十歲以後，就算餓得飢腸轆轆，胃飢素的分泌卻很有限。

②去甲腎上腺素（noradrenaline）

這是人體在劇烈運動時大量分泌的酵素。從事 Billy's Boot Camp❻那般強烈運動時就必須用到；普通人想要持之以恆的實踐此類運動可能有些困難。

③脂肪酶（lipase）

人體感到寒冷時分泌的酵素。在十度以下低溫的房間裡，穿著薄衫三十分鐘左

---

譯註❻：正式全名為 Billy Blanks Boot Camp。Billy Blanks Boot 是日本紅極一時的黑人健身教練，他設計的運動以短期、集中的訓練為主。Billy Blanks Boot Camp 是他發行的系列健身ＤＶＤ。

右就會分泌，因此是用來維持體溫的酵素。不過對中高年人而言，想要利用少穿衣服來刺激它分泌，反而有害健康。

④升糖激素（glucagon）

空腹時分泌的酵素。在人體極端低血糖時就會出現，不過必須要能夠克制食慾，忍受極度飢餓的痛苦。

⑤生長荷爾蒙（Human Growth Hormones）

前一章已經說明，這是一種抗老化的荷爾蒙。人體若是想要消除脂肪，它也是最有力的盟友。只要做運動就可以刺激生長荷爾蒙分泌，所以這是任何人都能夠利用的荷爾蒙，在加速高齡化的未來社會中，它就成為最可以廣泛運用的一種，和前面四種酵素的特性相比，其優點一目了然。在分解脂肪成為脂肪酸的作用上，生長荷爾蒙的重要性也很可觀。

想要刺激生長荷爾蒙分泌，可以透過特定的運動方式，例如重力訓練，或是和重力訓練有相同效果的振動板，來破壞老舊肌肉，促進生長荷爾蒙分泌。而如果不想要運動，也可以利用加壓帶纏繞上手臂，製造乳酸堆積的「身體受傷」假像，讓大腦做出「必須釋出生長荷爾蒙修復組織傷害」的判斷。至於日常最容易實踐的有效方法，應該就是緩慢屈蹲（請見下頁）了。

藉由生長荷爾蒙將脂肪分解為脂肪酸以後，接下來就是將脂肪酸燃燒掉。燃燒需要氧氣，因此必須進行騎自行車或是健走這類有氧運動，也就是本書第三章所介紹的一連串運動。

首先是破壞腰部以下老舊肌肉，誘發生長荷爾蒙分泌，再利用生長荷爾蒙復原細胞數量的能力，透過有氧運動製造腰部以下的年輕新肌肉。第三章提到，經過這兩個步驟以後，身體便能夠獲得抗老化荷爾蒙 myokine。這是一種只在腰部以下的年輕肌肉才會分泌的重要抗老化物質，而在這同時，身體也達成了消減脂肪的重要任務。

運動的順序是減脂成敗的關鍵，所以必須遵循以下程序：從事破壞肌肉的運動（刺激生長荷爾蒙分泌）→有氧運動。如果把順序顛倒過來，就無法燃燒脂肪酸，也就無法消除脂肪。

1

2

3

4

5

6

7

8

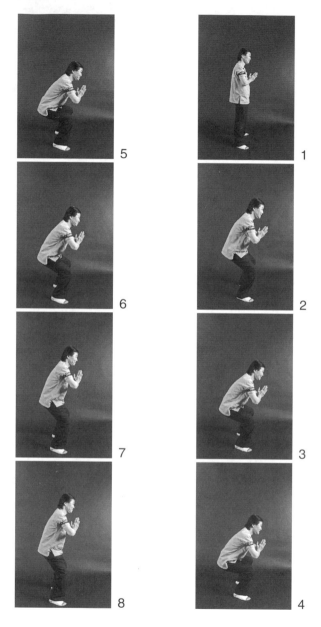

## 緩慢屈蹲

利用自己的體重加壓，盡可能以最緩慢速度進行 10 次屈蹲運動。休息 15 秒以後，再重複 7 次屈蹲。之後又休息 15 秒，再次以極緩慢速度進行 5 次屈蹲。過程中最重要的，是始終保持極緩慢的速度進行。

此外，人體一運動就會產生有害健康的活性氧，所以必須加以排除，方法請見下一章。

## 多餘的養分全都轉化為脂肪

人都要吃飯，透過將三餐飲食轉化為能量來維持生命。如果可以進一步了解其中的作用機轉，將有助於更深入理解運動消解脂肪的必要性。

我們食用五穀、魚、肉、蔬菜、豆腐等食物，攝取生命必須的營養。蛋白質、醣類（碳水化合物）、脂肪是人體必須要的三大營養素。它們的成分分別是胺基酸、葡萄糖和脂肪酸，而無論是哪一種，最後都會在體內分解成為乙醯輔酶A（Acetyl-CoA）。也就是說，無論你吃的是什麼，最後都會成為乙醯輔酶A，沒有第二種可能。

而在成為乙醯輔酶A之後，眼前只有兩條路可走，分別成為腺苷三磷酸（Adenosine Triphosphate, ATP），或脂肪。接下來我針對ATP這條路（正路）加以說明。

以乙醯輔酶A為材料→從食物中抽取出氫→合成ATP。

食物轉化為能量的正路僅此一條。ATP相當於我們每天生活所需的能量，所有的食物都是循著這一條（代謝）路徑成為能量。

對大多數人而言，ATP或許是一個陌生的名詞，只知道它的字母排列順序正好和「家長會」的縮寫PTA（Parent-Teacher Association）相反，不過它卻是萬分重要的生命物質。就像汽車需要汽油才能運轉（近來也有電動車），人類需要ATP才能夠活命，地球上的所有生物也都不例外。說到生物賴以活命的能量，唯ATP而已。ATP是在細胞的粒線體（mitochondria）內合成製造，所有的生物都必須依賴它供應生命所需能量（唯獨本身並不具有粒線體的病毒，不會自行製造ATP，而是從其他生物身上掠奪）。

ATP是adenosine triphosphate的縮寫，A是adenosine（腺苷酸），T是tri（三），P是phosphate（磷酸鹽）。ATP只要中斷供應三分鐘，生物體就無法回復到原來的狀態，而留下某些不可復原的傷害。ATP儘管是活命能量的來源，人體卻無法儲存（肌肉當中只能少量儲存些許）。從這一點來看，ATP形同是活命所需要的「現金」。

## 內臟一再堆積脂肪，會讓人早衰短命

無論ATP對人體而言是多麼必要，都無法直接儲存起來，唯有轉化為脂肪的形式才能夠留存在體內。

換句話說，人體只能從入口的食物中製造所需的ATP，多餘的營養都會變成脂肪囤積起來。大吃大喝攝取了超出所需的熱量，這些多出來的熱量都不能變成ATP，而是全部轉變為脂肪。

這是食物中的營養成為乙醯輔酶A之後，在無可奈何之下所走的另一條路徑。相對於成為ATP的正路，成為脂肪的這條路就變成了「旁門左道」。

一般人或許以為自己吃下太多蛋白質或是碳水化合物，它們都會原原本本的以蛋白質（胺基酸）或碳水化合物的形態儲存在體內，然而事實上，會保留原來型態的微乎其微，僅僅只有百分之幾而已，並且全都用來做為修復身體組織之用。也就是說，飲食裡的蛋白質和碳水化合物無法直接保存在體內，在需要的時候轉變成熱量，而只能夠變成脂肪儲存起來。不但如此，當身體需要熱量的時候，也無法把這些脂肪還原成蛋白質或醣類來使用，所以這是一條單行道。

說來說去，我們吃下肚的食物，只要不是變成ATP，就會通通成為脂肪，因此食物只有兩條路可走，不是變成ATP，就是成了脂肪。

變成ATP的食物，走的是「及格」的正路，未能走上這條正路的就變成脂肪，形同被「留級」。這一條「脂肪之路」因為脂肪毒的緣故，又可以稱為「老化之路」，後遺症是脂肪囤積破壞身材曲線、阻塞血管，又會引發癌症等各種疾病。

讀到這裡，我要特別提醒大家務必將「食物進入人體內只有兩條途徑可走」的概念深印在頭腦裡。

那麼，身上藏匿著一大堆「留級生」（脂肪）的人，該怎麼辦才好呢？如果什麼都不做，讓脂肪繼續留在體內，它們還會召喚更多的「留級生」加入，讓脂肪在內臟之間一再堆積。後果就像我前面已經說明的，脂肪毒會引發疾病，讓人早衰短命。

不過我們也不是完全束手無策，在最初的分歧點上被迫走向「留級」路徑的脂肪，其實還有「補考」的機會，而「補考」的方法就是運動。透過運動，脂肪還有轉變為ＡＴＰ的機會。本書在前面已經不斷說明，「運動減去脂肪」，就是「藉由運動刺激生長荷爾蒙分泌，將脂肪分解為脂肪酸，而後加以燃燒」，更簡單的說，便是「將脂肪轉化為ＡＴＰ」，等同於是「將脂肪轉化為能量」。

說到這裡，讓我為大家把前面的內容做一個總整理。不想要因為內臟脂肪而罹病的人，可以這麼做。

首先，不要吃過量。盡量吃到六分飽就好，這樣就不會攝取超出需要的營養，避免讓過多的營養從「及格」的途徑（成為ＡＴＰ的途徑）被擠入「留級」之路。這是第一步。

其次，是努力讓這些被「留級」的營養有「補考」機會，透過運動將脂肪轉化為ＡＴＰ，也就是「別吃太多，吃多了要運動消脂」。

一般人的體脂肪率應該控制在男性不超過二五％，女性不超過三十％為宜。

人體按照脂肪與肌肉的比例關係，可以大致分為以下四種體型：

①一身虛浮的肥肉，缺少肌肉；②外型偏瘦，但是囤積內臟脂肪；③體重偏高，身材精壯結實多肌肉（尤其是下半身肌肉多）；④內臟脂肪少而多肌肉，身材外觀勻稱。

研究數據顯示，這四種類型當中，以④最健康長壽，①最短命，其次是②。雖然從體重和外表來看，③的風險似乎比較高，實際上卻是②比較危險。外觀看似苗條，體內卻堆積內臟脂肪的②，就是所謂「隱性肥胖」。

以上的體型研究應該有助讀者理解到內臟脂肪的毒性有多麼可怕，用肌肉取代脂肪又是如何重要。

## 諾貝爾獎得主彼得米契爾博士的發現

前一節談到所有的食物在體內消化以後，首先成為乙醯輔酶A（Aacetyl-CoA），然後循著以下的路徑（正路）合成ATP。

以乙醯輔酶A為材料↓從食物中抽取氫元素↓合成ATP

也就是說，當食物轉化為能量時，必須「從食物中抽取出氫元素」。這個轉化過程，是距今大約五十年前，由英國的生化學者彼得・丹尼斯・米契爾（Peter Dennis Mitchell）博士❼所解開的，他也因為這項研究，在一九七八年獲得諾貝爾化學獎的肯定。（正確的說，彼得・米契爾博士是解開了細胞粒線體內所進行的ATP合成過程之謎。粒線體先從獲取自食物的氫離子拉出電子，利用這些電子來驅動位在細胞內的小型馬達，然後大量囤積氫離子，這些囤積的氫離子就好像水力發電用的水，可以帶動細胞裡的大型渦輪，完成ATP的合成。）

近年來，氫氣車儼然已經成為未來車的首選，廣受大家的注目，而它的發動原理，最初構想就是來自米契爾博士的研究。生物「從氫離子獲得能量」的能量架構給了氫氣車研發者靈感，只要有氫氣，就可以拉出電子產生電流。氫氣車的發明並非來自理工科班出身的研究人員或技術人員的研究基礎，卻是借鏡生化學的發現，

---

譯註❼：彼得・丹尼斯・米契爾（一九二〇年九月二九日至一九九二年四月十日），以研究化學滲透理論與生物系統中的能量轉移過程而聞名。

## 食物與氧氣、氫氣、脂肪的關係

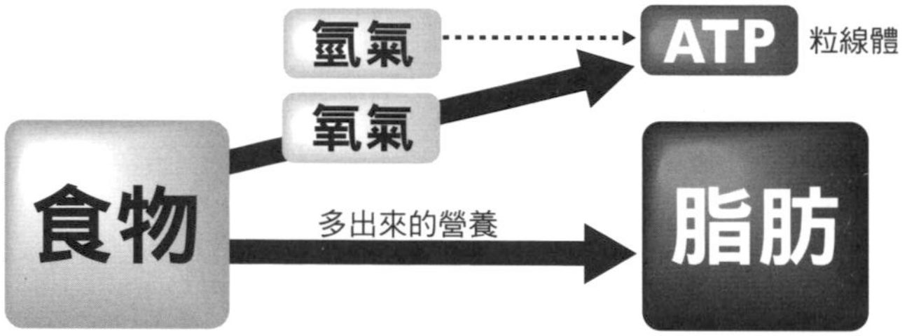


○人體攝取食物以後轉化為 ATP，用來供應活動所需的能量，過程中如果不順利，食物就會成為脂肪，大量囤積在血管內，或是成為內臟脂肪。
○這便是新陳代謝症候群的由來，也是諸惡的根源。

## ATP 合成的過程

粒線體的電子傳遞系統與氧化磷的氧化（ATP 合成）

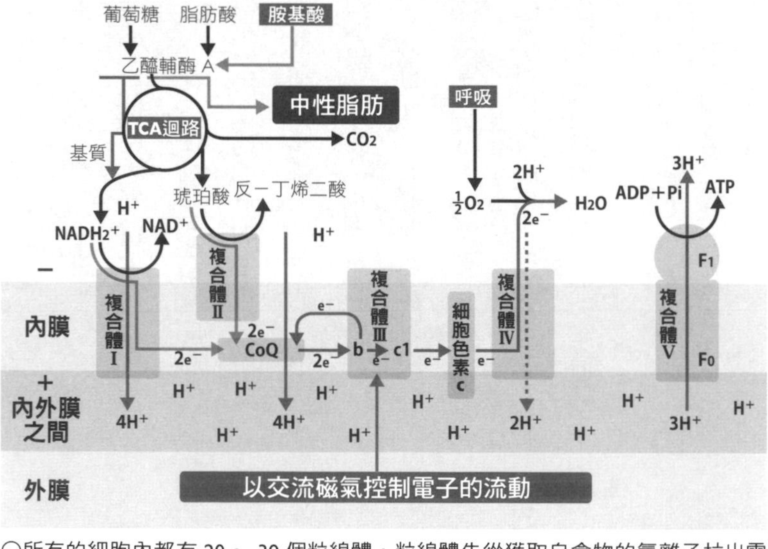


○所有的細胞內都有 20 ～ 30 個粒線體，粒線體先從獲取自食物的氫離子拉出電子，以大量的電力驅動粒線體內的 4 部小型馬達，將氫離子積聚在內外膜之間。
○這些氫離子（質子，proton）透過細胞內特殊的渦輪，可以將 10 個氫離子轉化成 3 個 ATP。以此法製造化學能量的作業，只要在人體內停止超過 3 分鐘，我們就必須迎接死亡。
○這是人體製造能量的唯一方法。

實在耐人尋味。

不但如此，水力發電的原理也是仿自人體內利用氫氣產生能量（合成ＡＴＰ）的結構，所做的延伸應用。

氫氣可以說是人體獲取能量，也就是維持生命最基本的重要物質。我們每日飲食的目地，歸根究柢即是為了獲取最終產物氫，利用氫製造ＡＴＰ產生能量。關於氫，下一章將會有更詳盡的說明。

那麼，ＡＴＰ不足會發生什麼問題呢？ＡＴＰ不足幾乎能夠引發任何疾病，尤其是癌症，因為使用ＡＴＰ最多的細胞就是白血球與淋巴球。癌細胞一旦形成，對ＡＴＰ的消耗就更大了。而在構成人體的細胞當中，腦細胞和心肌細胞都要大量使用ＡＴＰ。治療腦梗塞和心肌梗塞所使用的ＡＴＰ口服藥物，在日本屬於健保給付用藥。

米契爾博士最初提出「生物從食物中抽取出氫」的主張，成為研究同業之間的笑柄。可是後來科學界發現了粒線體，大家不得不重新看待米契爾博士的主張。氫是粒線體內合成ＡＴＰ的唯一原料，回溯這唯一動力原料的來源，竟追蹤到食物上，證實米契爾博士的主張所言不假。

## 內臟脂肪分泌毒藥，腿部肌肉分泌良藥

我在第三章和第四章所要說明的最主要重點，就是「消除腹部脂肪，製造腿部肌肉」。當今世上，為了追求健康而吹起的減肥風潮方興未艾，減肥妙法百家爭鳴，而真正的減肥莫過用肌肉取代脂肪，這麼做不只是能夠美化身體的外觀，連同內部也都得以健健康康。

第三章說到，透過運動，從腰部以下的年輕肌肉會分泌出抗老化荷爾蒙 myokine；第四章則說明腹部囤積的內臟脂肪會分泌出多麼可觀的脂肪毒。

人體內臟脂肪分泌「毒藥」，而腿部肌肉則生出「良藥」。

人類的身體具有如此機制，讓我禁不住讚嘆自然界存在著某種肉眼不可見的偉大萬有，相信這應該不會只是我一個人的感動吧！

佛教要人「不殺生」，舊約聖經也有「汝不可殺」的訓示。我們的飲食來自動物

或植物等生物的性命，所以吃越多的人，就是剝奪越多的生命。我於是不得不如是想：基於「汝不可濫殺」的原則，生物界存在著不允許飲食過量的機制，一旦吃過量，就會帶來脂肪毒素。

簡單的說，便是「殺生太多的人會遭到責罰」。囤積在內臟的脂肪彷彿遵循自然界與生物界的定律，釋放出「你應該早死」（你應該老化生病）的訊息。

另一方面，製造腰部以下肌肉，能為自己延長壽命，是因為它符合「勤於經常用腿活動」的道理。說到這裡，從小在寺院裡長大的我，腦海中不禁浮現「方便」一詞。在日本，「方便」被用於像是「為方便而說謊」❽的意思，不過這個詞的真正意義，其實是「實際進入社會，為他人和世間付諸真實行動」；亦即，「為他人和世間（用腿）來回走動的人，上天會授予長命」。

本書寫到這裡，讀者們會發現我一直不斷用科學和醫學的角度來解釋人體的構

---

譯註❽：日文「嘘も方便」，意指「為權宜之便，說謊也是必要的」，類似台灣說的「善意的謊言」。

造與機制，然而人體是如此精密與不可思議，越是想要用科學來解釋，越讓人不得不懷疑宇宙或大自然界確實存在著莫大的法則和定律，它們和佛教或基督教等諸聖先賢從深刻思索及修行中提煉出的智慧之語、源遠流長的思想教誨，有著驚人的一致性，越發令人感觸深刻。

事實上，我在十六年前提出大受世人質疑的內臟脂肪毒之說，也和此有關。我的腦海中已經事先存在答案，然後不斷以臨床醫師的身分進行科學和醫學的探究，結果也一再證實與腦海中的答案是吻合的。所謂「事先存在的答案」，是諸聖先賢和宇宙、自然界面對面，追根究柢探索出來的共通真理，或者說是自然界、生物界的大法則。

例如，先有「不可殺」這條真理的答案在我心中，然後思路就循著「不可過食」的解釋，進而出現「過食導致內臟脂肪堆積，從中分泌毒素形同懲罰」的推論。日後，歷經越來越多專家學者的研究精進，證實了內臟脂肪確實會分泌出致病的劇毒。

動物如果同類相食，就無法延續物種，所以「弱肉強食」的法則是不應該存在同物種之間的。因此，把肉骨粉當成飼料餵食牛隻，等於是「同類相食」，違反了生物法則，莫怪會產生普里昂蛋白（prion）❾，引發「狂牛症」（又稱牛海綿狀腦病變）。這雖然是晚近解開的生物之謎，然而從「維持物種生存」的生物界根本定律來看，這明顯是違反「同類相食」禁忌的必然後果，科學家只是為它做了科學性的註解罷了。

我所謂的「事先有了答案」，絕非個人天馬行空的任意妄想，而是早已經存在自然界的重大原理、法則或定律，這一套運行的基礎同樣也存在人體當中。

前面一章談到，人體內將近一百種荷爾蒙當中，唯一只有生長荷爾蒙會急遽減少，年過三十後，只剩下二十歲時的一半左右。如果用生物界的法則來思考，就不

譯註❾：普里昂蛋白（prion），又譯為朊毒體、蛋白質感染因子等，它既不是細菌也不是病毒，而是一種從人類或牛、羊腦中本來就有的普里昂先驅蛋白（Prion precursor protein, PrP）變異而來的蛋白質，以腦或骨髓含量最高。動物吃進去以後，造成腦細胞產生變異型普里昂蛋白，使大腦逐漸退化並形成一個個空洞，狀如海綿，醫學上叫做「牛海綿狀腦病變」，若是發生在人腦，則稱為庫賈氏症（Creutzfeldt-Jakob disease, CJD）。

難理解箇中原因。生物的存在是為了繁衍子息延續生命，以便物種代代傳承。所以過了生殖年齡便急速老化，意謂著「快點讓位給下一個繼任者」。反過來說，人在生長荷爾蒙大量分泌時期，其存在是受到肯定的，此時建置在大腦和細胞裡「過了生殖年齡就邁向死亡」的機制尚未啟動。

明白這一機制的存在，採取反制手段，是有可能預防老化的，而其手段就是前一章所說「誘導生長荷爾蒙分泌」的方法。

第五章

# 消除活性氧毒素的訣竅

## 活性氧也有好壞之分

活性氧❶是會損傷健康的有害物質、老化物質……等，這已經是近年來廣為人知的事實，不過大家普遍的認知並不完全正確。本章就是要特別釐清活性氧其實有善惡之分，並且說明該如何消除會釋放出劇毒的惡質活性氧。

無論是為了製造年輕肌肉而運動，或是為了消除多餘脂肪而運動，體內都會發生活性氧。活性氧可以說是「體內的火焰噴射器」，它會攻擊臟器、血管的細胞，帶來疾病和老化。

攝取新鮮蔬果是消除活性氧的重要手段，而氫元素也具有很大的中和毒性作用，所以我都勸周圍的人要飲用氫氣水。

以下，我依序對這些方法做說明。

活性氧在人體內猶如事業廢棄物，是人體活動過程中製造出來的垃圾，越是劇烈的運動，製造的活性氧愈多。活性氧可以說是導致老化最直接的原因，因為它是剷除細胞最強力的物質。前面已經說明，所謂老化就是細胞數量減少，因此，會減少細胞數量的活性氧等於是老化的直接原因。活性氧攻擊大腦、心臟、肝臟等各臟器的細胞，造成細胞死傷。它們同樣會傷害血管，引發血管硬化、動脈硬化，也是導致白內障的原因。

不過，殺傷力這麼強大的活性氧其實也有好壞之分，精確區分它們的差異，個別加以應對很重要。市面上有號稱消除活性氧的營養補充品，然而相關的調查結果指出，越是吃這類營養補充品，越容易生病、短命，因為這樣的營養補充品，不只去除壞的活性氧，就連好的活性氧也一併消除，反而有害健康。

這麼說來，我們應該如何處理不同的活性氧才好呢？為了追求青春不老、延年益壽，現代人大費周章的運動，想要製造肌肉、消除脂肪，但是如果不能正確處理活性氧這一「事業廢棄物」，身體豈不是成為垃圾場，反而加速老化到來。

我首先針對活性氧的種類與善惡做解釋。活性氧有以下三到四種。

譯註❶：活性氧是超氧化物、過氧化氫、氫氧自由基及單重態氧的統稱，而一般所指的自由基即氫氧自由基，也就是壞活性氧。

①超氧化物（superoxide）$O_2^{\cdot-}$

②過氧化氫（Hydrogen Peroxide）$H_2O_2$

③氫氧自由基（Hydroxyl Radical）$\cdot OH$

④單重態氧（Singlet Oxygen）$^1O_2$

由於最後的④發生過程與①～③不同，並不真的是活性氧，但是它會對紫外線產生反應而造成皮膚斑點等，發揮如同活性氧的毒性，因此也有人將它列為活性氧中的第四類。本書則只對①～③做深入了解。這三種活性氧都是細胞合成ATP（腺苷三磷酸）之際，也就是人體製造能量的過程中所發生的產物。

從結論上來說，①與②都是好的活性氧，③則是破壞力最強的壞活性氧。

更精確的說，這三種活性氧都發生在細胞內的粒線體，它們在粒線體當中是無害的，可是一旦滲漏出粒線體外，三者立刻變身為壞的活性氧。不過我必須強調，①與②從粒線體滲漏出來的量如果恰如其分，那麼兩者還是能發揮好的作用。

例如，①的超氧化物可以發揮神經傳導物質作用，有預防糖尿病的功能。對男性而言，它也是從事性行為時促進勃起的必要物質。

## 活性氧也有好壞之分

「**活性氧**」是人體內自然產生的物質，呼吸消耗的氧氣當中大約有 2%會轉變成「**活性氧**」。

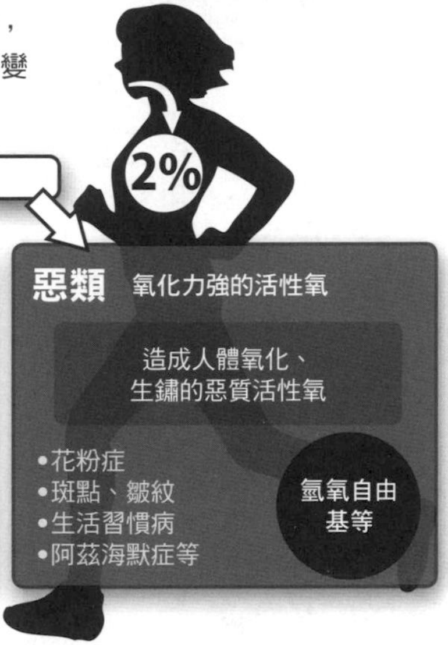


在「**活性氧**」當中

**善類** 氧化力弱的活性氧

在維護人體健康上扮演不可欠缺的重要角色，是好的活性氧

- 神經傳導
- 血管再生
- 免疫機能等

超氧化物、過氧化氫等

**惡類** 氧化力強的活性氧

造成人體氧化、生鏽的惡質活性氧

- 花粉症
- 斑點、皺紋
- 生活習慣病
- 阿茲海默症等

氫氧自由基等

## 好的活性氧與壞的活性氧種類

| 好／壞 | 名稱 | 化學符號 | 游離基 | 活性氧 |
|---|---|---|---|---|
| 善類 | 超氧化物 | $O_2^{\cdot -}$ | ○ | ○ |
| 善類 | 過氧化氫 | $H_2O_2$ | × | × |
| 惡類 | 氫氧自由基 | •OH | ○ | ○ |
| — | 單重態氧 | $^1O_2$ | × | × |

1. ○表示符合　　× 表示不符合
2. 部分提到活性氧，單指 $O_2^{\cdot -}$，但是本表把 · OH 也列入其中。

○活性氧並非全是惡類，其中有二種是好的。
○應該去除的惡質活性氧只有 · OH（氫氧自由基）。

②的過氧化氫則是發揮消毒劑的作用，無論是殺滅那些在人體內逛大街的黴菌，或是預防膀胱炎、女性陰道炎，還是消滅引發牙周病的病菌等都有效用。受傷或手術時所塗抹的消毒水（oxydol），就是稀釋過的雙氧水。黴菌侵入人體內，初期量少的時候，身體就是借用活性氧加以掃蕩；若萬一殺滅不及，才會出動正規的免疫軍隊。廣義來說，活性氧也是免疫力的一環，擔任的是前導部隊的任務。

接下來說明①和②兩種活性氧的特性：

它們在粒線體內是無害的，而即使發生少許外漏，也還是能發揮正面的功能，所以少量的外漏是可以容許的，怕的是大量就會成為毒。

不過人體對於它們的毒性自有中和劑。針對①的超氧化物，肝臟製造的超氧化物歧化酶（Super oxide Dismutase, SOD）就是解毒酵素，而新鮮植物或胚芽米中含有大量的ＳＯＤ。對於②的過氧化氫，則有穀胱甘肽（glutathione）和過氧化氫酶（catalase，又稱為過氧化氫酵素）能做為毒性的中和劑。

問題是，「第三種活性氧」氫氧自由基這個有害物，它只有被禁閉在粒線體的家中才會老實規矩，一旦出了家門就立刻做亂，成為攻擊細胞的劇毒，破壞力猶如火焰噴射器。

人體細胞的構造，基本上擁有一顆細胞核，其周邊漂浮著二至三個以上的粒線體。氫氧自由基在跑出粒線體以後，會反過來攻擊曾經是自己「房東」的粒線體。如果它攻擊的是位在附近的細胞核，而且傷到細胞核，那麼該細胞就有癌病變的危險。

不但如此，對於氫氧自由基，人體內除了氫以外別無其他中和劑。為了消除它的毒性，唯有從體內或體外獲取氫加以中和。也就是說，中和劑必須從食物中獲取，而蔬果中的多酚、維生素就是重要來源。

稍早曾說到，喜好服用消除活性氧的營養補充品，反而有害健康。這類營養補充品確實能除去活性氧，但是它們無法只鎖定「第三種活性氧」的氫氧自由基，而會連同前兩種好的自由基都一網打盡，這就是問題所在。

## 活性氧是人體合成能量時必定會出現的副產物

接下來，我對活性氧在粒線體內進行的活動稍微做深入說明。

細胞內的活性氧，更正確的說，是粒線體內合成能量ATP過程中，所製造的副產物。上一章說明細胞合成ATP時，必須從食物中抽取氫做為最主要的原料，除此之外，氧也是參與合成ATP的必需品。氧來自呼吸時從肺部吸入的空氣，而後經由血液輸送至全身細胞。

細胞從食物獲取氫，藉由呼吸循環取得氧。氫和氧是和成ATP的二大主力，氫的作用是發電，氧的作用是接收這些流動的電力。而就在氧收取電力（也就是奪取電子）時，就產生了活性氧。活性氧這個名字取得十分傳神，充分表現出氧活潑的結果。ATP是人體不可欠缺的生命能量來源，而活性氧是在製造ATP時所產生的，因此，如果說「人體沒有活性氧就無法活命」，也是說得通的（何況活性氧只要關在粒線體這個ATP的製造工廠內，就不會傷害人體）。

氧在接收電力（電子）的過程中，依照收取的電子數量不同，而接連發生前面所說的三種活性氧。

①超氧化物……氧收取一個電子時所產生的自由基。

②過氧化氫……氧收取兩個電子時所產生的自由基。

③氫氧自由基……氧收取三個電子時所產生的自由基。

前面提到④的單重態氧，它並非接收電子時產生，而是在接收光的能量時發生，例如，皮膚受到太陽的紫外線刺激時會大量產生單重態氧，造成斑點和皺紋。

話題拉回到主軸，合成ATP的主角之一的氧在完成任務以後，最終會成為水。對人體來說，合成ATP過程中作用活潑的氧，在完成任務後如果能夠一下子直接化為水，那當然是再好不過，然而現實總是無法盡如人意，氧必須先經歷①→②→③的活性氧發生三階段，否則無法成為水。每經歷一個階段，就有一個階段的活潑反應，產生該階段的活性氧，然後才會進入下一階段。

ATP對人體而言是絕對不可欠缺的「活命現金」，而在合成ATP的過程中，必定就會產生活性氧。

要消除活性氧的毒性，氫氣水最合適不過，這也是本章所要講述的主題，不過這部份我們留待後面再詳談。話說第三章和第四章介紹了如何利用加壓帶，在不必實際從事運動（堆積乳酸讓大腦產生錯覺）的情況下，也能刺激身體分泌生長荷爾蒙。也就是說，不必發生活性氧就能達到誘發生長荷爾蒙分泌的效果，我個人認為這也是降低活性氧產生相當可行的好對策。

## 常保空腹，活性氧才不至於惡化

飲食過量有害健康，這已經成為很多人的共識。那麼，吃得剛剛好，是不是就安全呢？那也不盡然，因為食物只要和活性氧結合，仍然會成為疾病與老化的重要推手。

這得要從糖化反應說起。糖化反應是距今大約九十年前，由法國科學家梅納（Louis Camille Maillard）從法國麵包的製造過程中發現的，因此又被稱為「梅納反應」。他的實驗是在高溫下逐漸增加胺基酸裡的糖含量，以研究當中的變化反應。

醣類（葡萄糖）和蛋白質（胺基酸）都是人體需求的重要物質，也是三大營養

## 糖化反應（梅納反應）

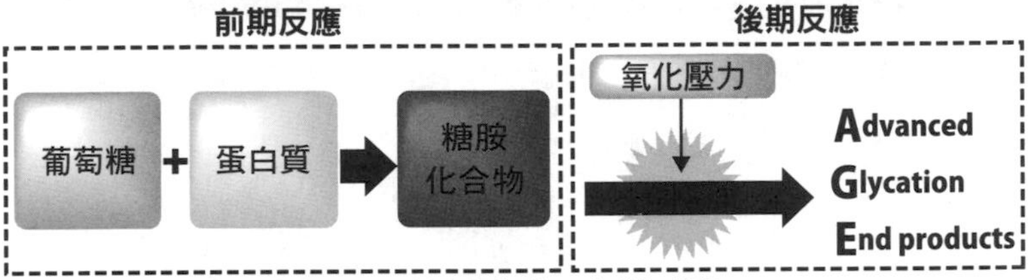


○人體健康所需的葡萄糖和蛋白質一旦氧化，會成為劇毒。
○證明了預防氧化的重要性遠遠超乎過去的認知。

## 糖化反應造成的老化

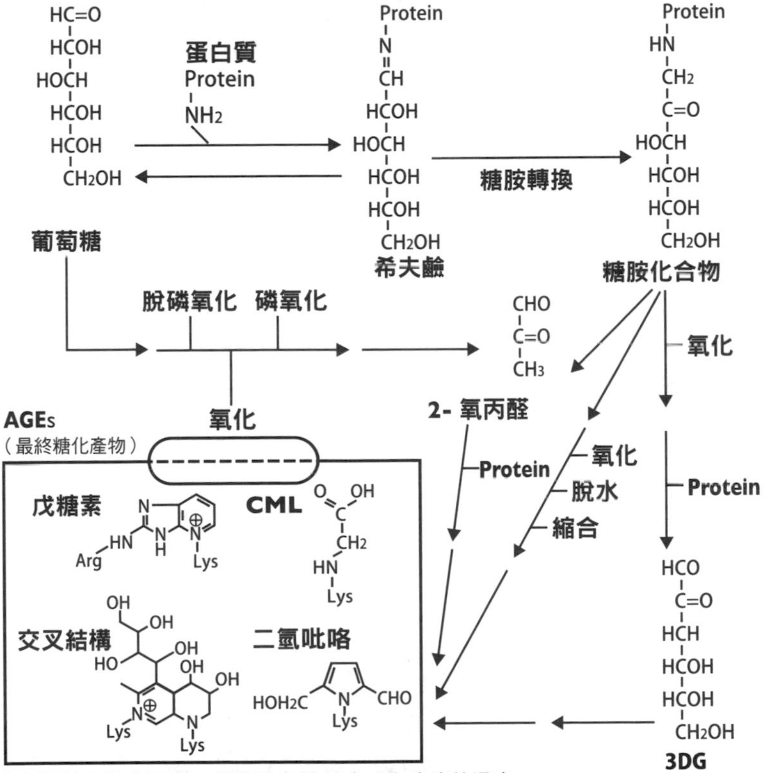


○如不停止糖化反應，我們的身體就會成為疾病的溫床。
○中止糖化反應最簡單的方法，便是利用氫氣水來中和·OH（氫氧自由基）的毒性。這是氧化物質當中毒性最強（氧化力最強）的一種。

## 血管因為糖化反應所引發的三種疾病

○由 3 層構造形成的血管壁，每一層發生糖化反應的傷害分別有不同的病名。

### ●粥狀硬化

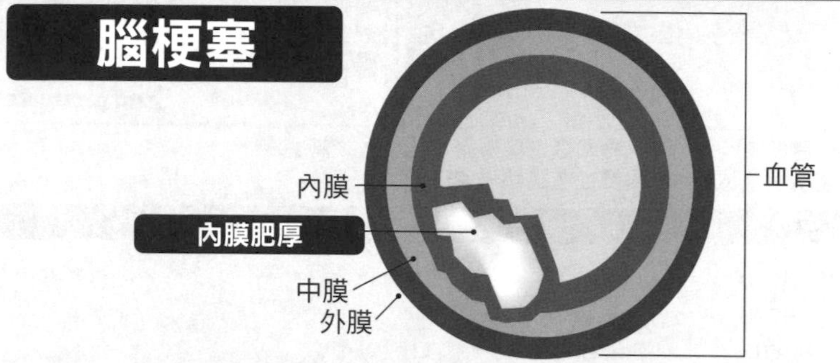


### ● Mengelberg 型硬化（中膜鈣化）

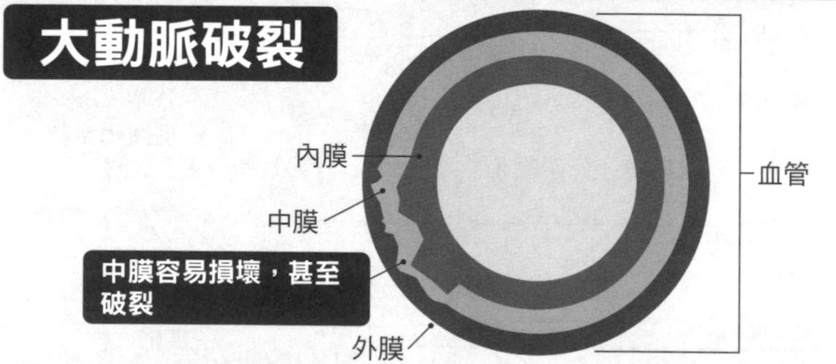


### ●小動脈硬化

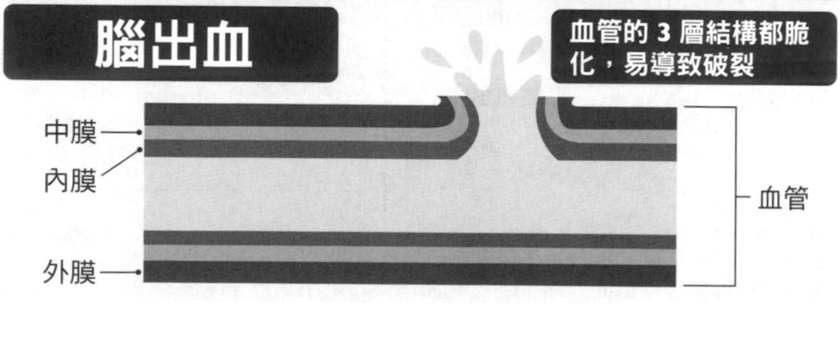

素當中的兩大類。然而，如此有益人體的營養如果長時間停留在胃腸內，還是會引起糖化反應造成健康上的危害。

所以我十分強調「保持空腹」的重要，正餐之間要留下足夠長的間隔時間，並且避免零嘴不離口的壞習慣，謹守「用餐有時」的原則。

關於糖化反應，以下是生化學上的說明。

當葡萄糖與胺基酸（蛋白質）在人體內超過一定濃度時，就會形成糖胺化合物。到這裡為止，都還是單純的醣類與蛋白質結合，屬於可逆的（從化合物還原為本來的醣類與蛋白質）物質，可是如果在體內停留太久，而加入活性氧的作用，就會轉變成劇毒，並且成為不可逆的物質，很難排出體外。

這便是糖化反應（梅納反應）。這一反應通常是在高溫下發生，形成有如法國麵包上面出現的褐色物質，人體內則是藉著活性氧的作用，在常溫下即可以發生反應，其反應產生的物質是造成斑點、皮膚鬆弛、膠原蛋白變性等肌膚老化、癌病變的元凶。糖化反應如果發生在遺傳基因，就會成為細胞癌化或是息肉增生的起因；發生在血管，有引發腦梗塞、大動脈破裂、蜘蛛膜下腔出血的風險。「糖胺化合物＋

活性氧」形成的有毒物質包括戊糖素（pentosidine）、羧甲基離胺基酸（Nε Carboxymethyl Lysine, CML）、羧乙基離胺基酸（Carboxymethyl Lysine, CML）等多達三十種，被稱為糖化最終產物，英文是Advanced Glycation Endproducts，簡寫為AGEs。巧合的是，它的拼字與英文的「年紀（age）」相同，無形中牽連出二者深刻的關聯性。

要預防有毒的AGEs在體內發生，首先就是別讓糖胺化合物在體內長駐，其次是消除活性氧。

預防糖胺化合物在體內長駐，必須讓它回復到成為化合物前的狀態，也就是糖與蛋白質各自分家，因為它屬於可逆的結合，所以是有可能還原的。分離後還原的糖，只要加以燃燒即可解決，至於要如何將結合的化合物分離呢？訣竅在於製造低血糖狀態，也就是一天三次，確實做到讓自己餓肚子，如此一來，糖與蛋白質分家，糖以糖的代謝方式燃燒，蛋白質則以蛋白質的代謝方式為身體所利用。

就算食量不大，如果吃東西不分時間，終日零嘴嚼個不停，讓食物經常有機會與活性氧結合，仍然會製造出導致老化與疾病的強力有毒物，這一點還請讀者們經常自我提醒。

## 深呼吸可以消除壓力造成的活性氧

活性氧是在壓力之下產生的。

當我們勃然大怒，或是心生嫌惡，還是憎恨著某人的時候，就會從副腎皮質分泌出腎上腺皮質醇（cortisol），這是一種近期發現的荷爾蒙，原料是來自類固醇。腎上腺皮質醇無論是分泌或是分解的時候，都會發生大量的活性氧。

腎上腺皮質醇是在交感神經緊張時釋出的「鬥爭荷爾蒙」。當我們感受到緊張壓力時，身體就會進入鬥爭的準備。為了進行鬥爭，身體勢必要緊急調派「兵力」。兵力就是能量，而能量的「後備軍」就是脂肪。前面多次提到，我們攝取的營養如果走「正路」，就會成為ＡＴＰ（也就是轉變成能量），其餘多出來的養分則是進了「旁門左道」成為脂肪，囤積在內臟，這些脂肪即使具有後備軍的身分，也不接受緊急徵召。

能在緊急時刻派上用場的是醣類，因為糖的能量代謝率最高。葡萄糖可以在完全不藉助其他力量之下，轉化成為瞬間爆發的能量。所以當人體感受到壓力而分泌腎上腺皮質醇時，會驅使身體為鬥爭做準備，而如火如荼的製造具有瞬間爆發力的葡萄糖。

這些材料從何而來呢？原來，它們都是體內的蛋白質或是肝糖（glycogen），身體會將它們分解成為製造能量的材料。簡單明白的說，人體內的蛋白質就是骨骼、肌肉、關節、皮膚、神經等。為了製造葡萄糖，身體會不惜將它們破壞掉，感覺上就好像是為求戰鬥力而削骨割肉一樣。

## 壓力也是造成新陳代謝症候群的推手

能從體外補充糖分（攝取等同於醣類的碳水化合物，或是注射葡萄糖）固然很好，但是如果完全沒有這些外援，腎上腺皮質醇仍然會繼續破壞骨骼、肌肉，以求得葡萄糖的供應不絕。各位可以將它想像成是即將投入戰爭的國家，因為缺乏鐵等製造兵器的金屬原料，而逼迫人民繳交金屬物資、拆除民家或企業的樓房建築，想方設法的籌集可用的金屬原料，以便鑄造兵器。

腎上腺皮質醇在此時扮演的是破壞者的角色，破壞的是骨骼與肌肉，其作用猶如拆除住家、大樓的爆破大隊，是身體應付緊急能量調派時的遠距離摧毀工具。

再說到以骨骼、肌肉為代價換來的葡萄糖。它們實際投入「戰鬥」，和壓力來源徹底決一死戰之後，就成為能量消耗掉，最終化為二氧化碳和水。不過它的前提是，這必須是在緊急調派的武器完全派上用場的情況下，所得到的最終產物。然而現代人顧忌自己的社會立場，即使是憤怒到極點，仍然會勉強壓抑自己的情緒，傾向隱忍不發。在這種情況下，被大事動員的葡萄糖竟然半途就失去戰鬥目標，最後只好以脂肪的型態儲存起來。這些來自蛋白質、肝糖的葡萄糖，最終變成了脂肪，而且是以內臟脂肪的形式儲存起來，所以壓力也是造成新陳代謝症候群的推手之一。

當人體感受到壓力，而過量釋出腎上腺皮質醇時，TGF（轉變生長因子）就會突然間大量暴增。前面已經介紹，這是脂肪毒的一種，具有強烈致癌毒性。在慢性疲勞症候群的人體內都可以發現高濃度的TGF。一年到頭分泌腎上腺皮質醇的人，形同是不斷在削骨割肉，就在損失這些重要身體組織的同時，又在囤積致毒的脂肪，一方面大量釋出有害的活性氧，一方面流失重要的骨肉換取脂肪囤積，這些都在傷害健康、加速老化。

現代人其實是從遠古生還下來的種族後代，這就意味著我們的祖先是遭遇敵人或猛獸攻擊時能夠更快速分泌鬥爭荷爾蒙的人，也是在糧食缺乏的情況下能夠更有效將脂肪儲存在內臟的人。身為這些人的子孫，我們的遺傳基因繼承了祖先上述的能力與生理特性，然而生活在現代，無論是大環境與社會型態都已經迥異於遠古，過去的優勢反而成了危害健康的劣勢。

既然如此，現代人應該如何處理壓力呢？

我們在日常生活當中所能做的，就是經常深呼吸，因為深呼吸可以阻斷前述有害的代謝路徑，將人體從戰鬥模式切換為卸除武裝模式。當交感神經居於領導地位時，人體是處在戰鬥模式，而當副交感神經居於領導地位時，人體則處在放鬆的休息模式，深呼吸正是這二種模式切換的開關。為了不讓自己長時間處在單一模式中，我們應該有意識的經常切換開關。可以的話，哪怕是一個鐘頭一次也好，給自己一個腹式深呼吸。

不但如此，目前已知深呼吸還可以製造出有益的物質。人體的肺葉架在橫膈膜上方，如果採取腹式呼吸這種能夠充分活動橫膈膜的深呼吸，可以讓位在肺葉下方的肺泡充飽了氣，此時包圍著肺泡的微血管壁會分泌出前列腺素 $I_2$（Prostaglandin $I_2$, $PGI_2$）。這是一種可以擴張血管、降低血壓、預防血栓形成，並且防止動脈硬化的荷爾蒙。

前列腺素 $I_2$ 也是一種被應用於醫藥的荷爾蒙，醫生會替腦梗塞或心肌梗塞的患者進行點滴注射，每日持續注射可望回復健康，不過點滴一劑要價約一萬日幣（相當於三千六百塊台幣）。而其實我們只要深呼吸，身體就可以自行分泌出這個堪稱是最有效改善血液黏稠的荷爾蒙，世間恐怕再也沒有比這更有利的好事吧！想要讓肺葉深處的大量肺泡鼓脹起來，以便刺激前列腺素充分的分泌，那麼深呼吸絕對不可少。

除了深呼吸以外，我推薦的紓壓之道，是從事能夠製造睡眠腦波（α波）的冥想等。關於這一點，第六章會有詳細說明。

我還想要在此強調的，是氫的力量。消除活性氧的撒手鐧是氫。而在介紹氫的效用之前，容我順便插個話題，談談為什麼人體不可或缺的氧竟會成為毒。

## 兼具相反性質的粒線體真是不可思議

任何人都知道人體沒有氧氣就無法活命。對人體而言如此重要的氧氣，為什麼會變成劇毒的活性氧呢？

關於這一點，必須要從細胞的結構說起。人體每顆細胞內都飄浮著三顆左右的粒線體，因為它們兼具有厭氧性與好氧性的相反性質，才會把氧變成了活性氧。

事情的起因要追溯到遠古時代。那是大約二十億年前，地球上誕生最初的生命後不久，厭氧細菌和好氧細菌展開大戰，打著打著，兩者突然合體了，需要大量使用氧氣的好氧細菌被納入厭氧細菌體內，它們各取所需，開始和平共存。原本是不同的生物卻合而為一，這便是我們體內的細胞與粒線體，也就是為什麼人體不能沒有氧氣，卻又討厭氧氣、不耐氧氣。粒線體本身就是一種生物，所以帶有遺傳基因。

人體最初就是由敵對的雙方融合而成，我以為這猶如是在為我們指示出生存之道，那就是不要抱持涇渭分明的敵我意識，哪怕只有一處共通點，就值得互相包容共存。事實上，當我們心存這樣的念頭，身體就會分泌出好的荷爾蒙。萌生好的念

## 細胞與粒線體

〇所有的細胞都可說是「最討厭氧氣的細胞」與「最喜愛氧氣的細胞」合體而成。
〇我們體內的 60 兆顆細胞基本上都算是討厭氧氣的細胞。
〇粒線體來自最愛氧氣的細胞後代。

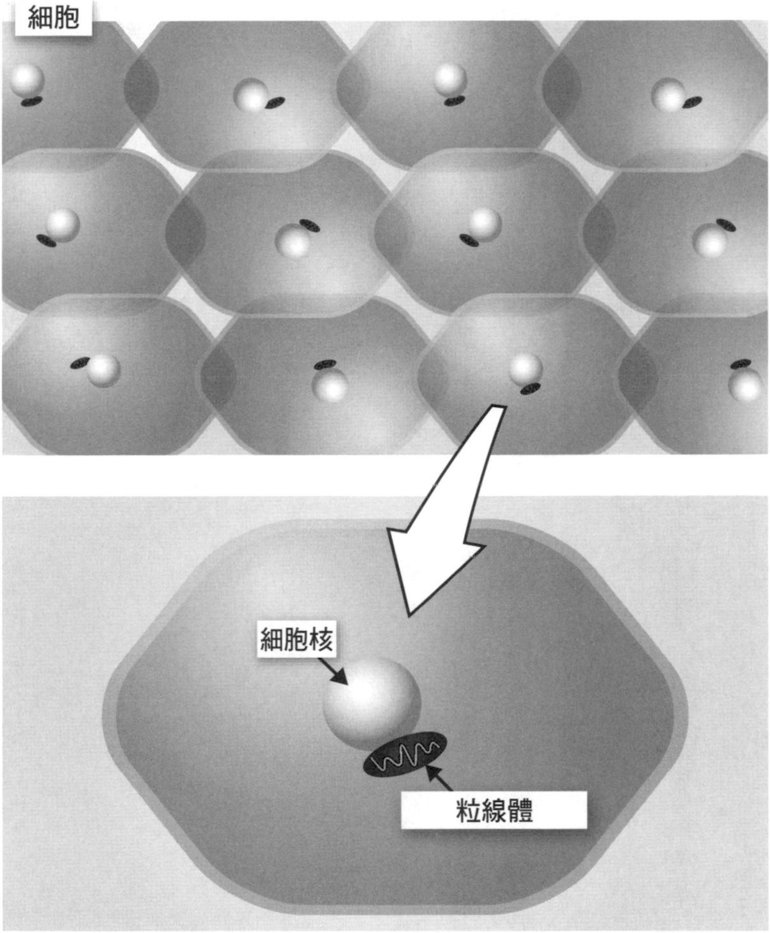


〇粒線體供應 ATP 這種能量，母細胞提供蛋白質和粒線體所需的物質。

頭就會分泌好的荷爾蒙，這就是人體。關於這一點，本書稍後還會有說明。

## 氫是消除活性氧的終極手段

活性氧當中危害最大的就是氫氧自由基，而對於它的破壞力，人體無法自行製造中和劑減輕傷害，可是氫卻能夠百分之百消除氫氧自由基的毒性，而且再也沒有比氫更方便好用的消除氫氧自由基工具了。

我會這麼說是有原因的。首先，氫是非常安定的物質，它幾乎不會與其他物質發生反應，就算是點火也完全不燃燒。雖然發生過氫氣爆炸的意外，不過那必須是氫氣在大氣中濃度超出五%，而且接觸五百度左右的極高溫才可能發生。在一般人類的生活環境下，氫氣甚至不會對氧氣有反應。而氫對其他兩種好的活性氧（超氧化物和過氧化氫）既不會起反應，也不會將它們消除掉。

氫氣這種「人見人好」的性格，只有對氫氧自由基例外。它在常溫下就會對氫氧自由基起反應，化合以後瞬間變成水。氫氧自由基的化學式是·OH，加上氫（H）

就成為$H_2O$，也就是變成無害的水。

換句話說，要想消除有害的活性氧，再沒有比氫更理想的物質了。

一提到氫，或許會有人以為這是什麼特殊的化學物質，和我們的身體健康沒有瓜葛，但其實，氫元素對人類而言是最基本的物質。前面介紹ＡＴＰ的時候曾經說到，人體從食物當中抽取出的唯一物質就是氫。不但如此，把組成人體的原子按照數量多寡排序，排在最上端的就是氫，前五名依序是①氫、②氧、③碳、④氮、⑤鈣。

說到這裡，順便介紹組成地球的前五大主要元素，依序是①氧、②硅、③鋁、④鐵、⑤鈣，這些主要元素和人體不太相同。

但是太空的組成元素，竟與人體極為相似，排名前五大主要元素，分別是①氫、②氦、③氧、④氮、⑤碳。所以我個人以為，人類與其說是地球的生物，還不如說是格局更大的太空生物，從宇宙來看生命與人體的組成，應該可以解開很多不為人知的奧秘，而這也是我的夢想。

那麼，我們該如何善用氫做為消除氫氧自由基的終極手段呢？

答案是飲用氫氣水。氫可以溶解在水中供人體飲用。氫是原子編號第一號的元素，也是我們目前在地球上所能把握的最小元素。對於微小的氫元素而言，沒有屏障可以困住它，所以它能夠到處來去。氫的這一性質，專業用語稱為「擴散」。將氫以氫氣水的方式攝取到體內，它可以均等的遍布全身。所以說，「人見人好」的氫不僅具備幾乎不與其他物質起反應的特性，而且還有「無孔不入」、哪裡都能去的特質。

身體需要的氫來自食物，不過現代食物的「食物能量」普遍低落，而食用它們的人類，本身的「消化液能量」也降低。之所以如此，是因為我們過分講究美味口感，在飲食調理上做了太多繁複加工，導致身體從食物中拉出氫元素的能力降低了。

有鑑於此，對現代人來說，在攝取食物之外，刻意補充氫元素是非常重要的。透過氫氣水的形式為身體補給氫，可以提升細胞製造ＡＴＰ的效率。如此一來，在營養代謝途徑中，因為「留級」掉入「旁門左道」而成為脂肪的營養得以減少，便能夠預防疾病的發生。面對活性氧和脂肪這二大敵，氫氣水是我們健康的強大盟友。

更何況氫還是從水製造出來的。水經過電解以後，就成為氫和氧。從預防疾病、促進健康的觀點來看，可以預料不久的將來，氫的重要性會受到更多的矚目。

不僅如此，氫可以將水分帶入細胞當中，這本身就是非常重大的貢獻。

水分占人體體重的六十％，新生兒更高達八十％，成人體內的水分比例如果降到體重的五十％以下，健康就會出現問題。老化也是來自體內的含水量降低。而如果體內的水分降到體重的四十％以下，就會發生性命危險，我們所熟知的中暑就屬於這樣的突發狀況。

把體內的水分維持在體重的六十％左右相當重要，而健康的人體會將這其中的七成水分鎖在細胞內（約占體重的四十五％）。姑且不論血液和淋巴液，單就細胞而言，在細胞內保持充足的水分很要緊。而細胞外的水分多就會形成浮腫，浮腫一旦發生，將壓迫細胞周邊的微血管，造成血液循環障礙，加重心臟負擔。

將水分帶入細胞內的方法，基本上就是合成ＡＴＰ。細胞內合成ＡＴＰ時，最終會從氫與氧得到水。這就意味著「製造『活命現金』ＡＴＰ」，與「在體內合成水分」，其實是同義詞。

要讓水在細胞內生成，原本需要透過ATP合成（製造能量）的過程，但是如今有了氫氣水，利用氫「無孔不入」的特性，不需能量就得以實現了。

近年來在保健食品市場上大受歡迎的輔酶Q10（Coenzyme Q10），也和氫的代謝關係密不可分。輔酶Q10是細胞內儲存水與鉀不可或缺的物質，而細胞儲存水與鉀的能力關係到細胞的年輕活力。我們會用「水嫩」一詞來表現年輕美麗，如果每一顆細胞都能保持「水嫩」，那麼人體的外觀自然會呈現光潔亮麗與青春健康。

事實上，包括我在內，飲用氫氣水的人可以看到皮膚上的淡斑消失，淺淺的笑紋也不見了，顯現出各種美容功效，甚至是讓身體變暖進而改善虛寒怕冷的問題，腸道蠕動也變得有力，連帶改善便秘困擾。

二〇一〇年對日本人而言，是值得紀念的一年。

就在這一年以氫氣為燃料、行進時不會排出廢氣（只會排水）的「氫氣巴士」開始於羽田機場與東京及羽田機場與新宿車站間行駛。羽田並且設置有「氫氣站」，而能源相關各企業也發表共同聲明，宣示「到二〇一五年，將設立一百處氫氣站」。

## 補充氫與氧有益人類和地球健康

前面談到地球的主要成分，其實地球目前正面臨氧氣不足的問題。大氣中的氧濃度從日本明治時代❷的二十六％，降到現在的二十一％，足足減少了五％之多。

當今社會充滿了隨機殺人、虐童、弒親等慘無人道的乖張行徑，我認為這和大氣中的氧氣減少必定有關連。有研究指出，當空氣中的氧降到一九％至二十％時，所有的人都會感到不舒服。擠在客滿的車廂等密閉空間下，空氣中的氧只要減少一％，人的心理狀態就會起不良變化。

氧氣是我們維持生命不能欠缺的必需品。

人體細胞需要氧氣，而對氧的需求最大的就是腦細胞，預防失智症最有效的藥物不是別的，正是氧氣。腦細胞依賴氧氣與葡萄糖進行運作。停止氧氣供應，腦細

譯註❷：明治是日本明治天皇在位期間使用的年號，時間為一八六八年一月一日至一九一二年七月三十日。

胞就會自行死亡。細胞自行死亡稱為細胞自殺性死亡（apoptosis，又稱細胞凋亡❸），頭腦是人類身為萬物之靈的標誌，由此處的細胞先行凋亡，總是令人深感無奈。

要在人類社會中生存，記憶能力與認知能力很重要，但是就生物的原始觀點而言，這些都只是次要能力。生物最重要的生命任務是繁衍後代的生殖能力，所以當細胞要採取自殺凋亡時，與繁衍子孫沒有直接關係的部位會先行死亡，而這就是主司記憶能力、認知能力的腦細胞。所以腦細胞的凋亡是遵循生物界「維持物種不滅」這一最高法則下的必然。

免疫細胞則是人體消耗氧氣量僅次於腦細胞者。食物被腸壁消化吸收時也需要氧，血管缺乏氧氣供應則會傾向酸性化，血管壁因而緊縮導致血流惡化，而無論是製造肌肉或是燃燒脂肪酸，也都需要氧氣。細胞合成ＡＴＰ時，氫和氧分別扮演最主要角色。

談到這裡，讓我附帶介紹二氧化碳足浴的功效。當細胞合成ＡＴＰ時，如果想要提升氧的工作效率，不妨提升體溫，而二氧化碳足浴就具有這一功效。

我自己則是為了健康長壽目的，從氧氣筒吸入氧，同時飲用氫氣水，以防萬一氧氣吸入過量，可以藉此消除活性氧的毒性。

這是一個氫氣與氧氣皆不足的時代。地球大規模的森林砍伐，導致植物製造的氧氣量減少。另一方面，由於食物的能量低落，加上人類本身的消化能力降低，於是連帶的，細胞以氫為原料合成ATP的能力也降低。地球氧氣減少、臭氧層破洞越來越大，紫外線對皮膚的威脅日益嚴重，這已經是人人皆知的事實。所以說氫與氧的不足是導致現代疾病越多、受病痛折磨的人越多的原因。

前面曾簡單提及，氫是從水電解分離出來的，只要將水加以電解，就可以得到氫氣，不過在這同時也會生成氧（臭氧）。

譯註❸：細胞凋亡在心理學上稱為程式性細胞死亡（Programmed cell death），也就是有計畫性的細胞死亡。它是由細胞主動實施，多數由生理或病理性因素引起，特性是自殺的細胞不會將細胞內的殘骸流出。而一般的細胞壞死則主要為缺氧造成，壞死的細胞殘骸流出會造成身體發炎反應。

很多人在學生時代都曾經做過用電解水（$H_2O$）的化學實驗，水經過電解以後會得到氫（$H_2$）與氧（$O_2$）。也就是說，從四處可得的水當中，竟然可以同時獲取我們需求的氫與氧。

不過此法只能同時獲得二者溶解於水中的溶液，用這個方法讓氫與液體親和而做成氫氣水時，氧會以臭氧的形態逸散於空氣中（將其施放於空氣中，最終仍會還原為氧）。而如果要將臭氧儲存起來，則氫便會以氣體的形態逸散出去。

關於氫氣水的效用，前面已經介紹，至於臭氧，則是十分優良的消毒劑。大約在三十年前，已經有深具先見之明的醫生使用臭氧做胃鏡消毒，時至今日，日本的醫院幾乎都採用臭氧水消毒，它能在幾秒內殺滅所有的雜菌，甚至可以做為蛀牙與牙周病的預防之用。

氫是最安定的原子，所以美國食品藥物管理局（簡稱 FDA）很早以前就核准它為食品添加物；臭氧也在大約十年前，被 FDA 及 WHO（世界衛生組織）核准為食品添加物。就在臭氧被認定為合法食品添加物以後，東京和大阪改用臭氧處理自來水，從此水變得好喝。

用石油製品做成的人工消毒劑或是酒精等，會污染地球環境，而雖然也有各種各樣的消毒方法，不過安全性尚存疑慮，臭氧是合法的食品添加物，使用上相對安心。

我心中描繪著美麗的夢想，那就是：眾人利用便宜的水獲取目前地球普遍缺乏的氫和氧，不僅利益自己的健康，還能夠對淨化地球環境做出貢獻。透過電解水做出氫和臭氧，讓臭氧回復為氧；氫與氧結合，又回歸於水。這一猶如輪迴轉世的循環，以現代語言來說，就是「非常愛地球」的行動。至於分解水必須使用的電力，只要透過太陽能獲取，就沒有污染環境之虞。

一般的電解水實驗結果，無法同時獲得液態的氫與臭氧，而如果有這麼一台機器，只要切換開關即可以得到氫氣水或是臭氧水，那就太完美了。又如果每個家庭都備有這樣一部機器，便可以從根本去實踐改善地球環境的理想，這對於個人與地球健康都是莫大助益。

事實上，能實現筆者夢想的「氫氣水＋臭氧水」製造設備已經開發成功，而且進入投產階段，目前正在申請專利當中。

最後，筆者還是要再次重申個人的看法，那就是現代人必須刻意補給氧氣與氫氣，否則是絕對無法健康的。

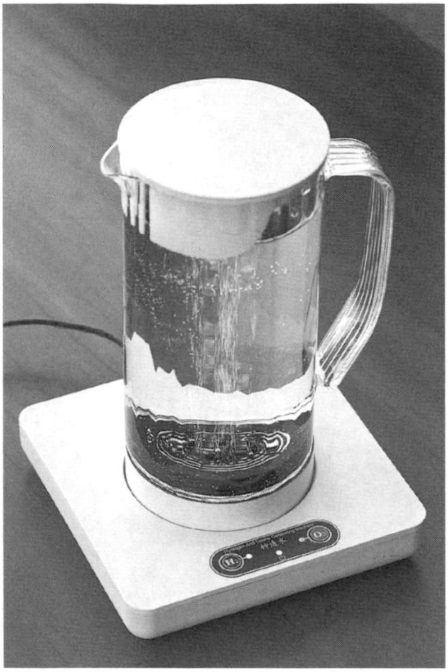

「氫氣水＋臭氧水」製造設備

根據筆者的構思所製造，可同時製造氫氣水與臭氧水的日本首創製水設備。只要將淨化的水加入設備，約莫 10 分鐘就可以製造出 490ppb 的高濃度氫氣水。僅需要切換製造開關，大約 8 分鐘即可以完成臭氧水，濃度是不會危害人體的 0.8ppm。

第六章

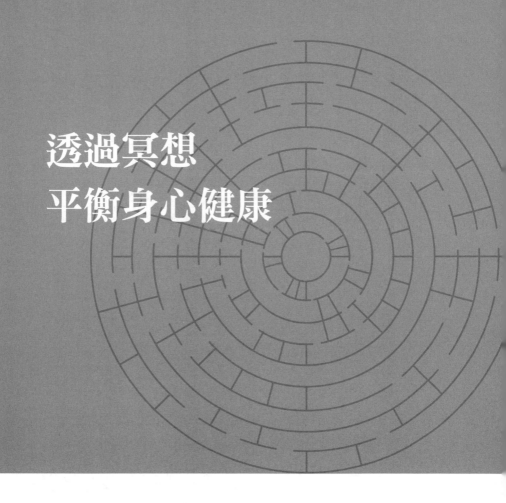

# 透過冥想
# 平衡身心健康

## 呼喚最常在睡眠中大量出現的α波

一九九七年，日本曾經發生多起「口袋怪物現象」，在當時引起社會重大的關注。事情的發生經過是這樣的：幼童正在觀賞電視播放的人氣卡通「口袋怪物」，看到正入迷時突然抽筋，接著倒地昏迷。

當時，我的醫院裡也來了三名由救護車送來的病童。我詢問過孩子媽媽事發經過，再診察這三名幼童，然後對他們憂心不已的媽媽說：「孩子沒事，並不需要任何治療。」但是家長不放心，不是要求我開藥給孩子吃，就是吵著要讓孩子住院以策安全。我向她們解釋說：「會發生這種狀況，是因為腦波出現α波的緣故，這是一種癲癇波。」但是不解釋還好，一解釋反而引起不必要的恐慌，家長們大驚失色問：「你是說我們家孩子有癲癇？」

現在，精神科醫師之間對「口袋怪物現象」的共識，不外乎是「由大腦α波所引起的現象」。幼童在昏暗的房間裡聚精會神盯著不斷發出強光的電視畫面，耳朵裡充滿刺激的卡通配樂，不知不覺間進入一種冥想狀態。

出家人循著規律節奏一面敲木魚一面專注誦經，或是一面護摩（Homa❶）一面凝視著火光膜拜等，長年透過種種嚴酷的修行方能進入大腦的 $\alpha$ 波狀態，這些孩子卻在無心之間，因為將全副注意力集中在觀賞卡通，完全接收電視發出的聲光機械力量，結果輕易的達到這一「境界」。

癲癇患者發作之前，大腦會發出非常強烈的棘波（spike），可視為發作的前兆。棘波鋸齒狀的波型高低起伏很大，而間隔時間長，每秒只有六至八回，因此是咚、咚、咚的緩波。此時患者的眼睛發亮，會聞到沒有的味道，聽到沒有的聲音。也就是說，在癲癇發作之前，大腦是處於能量全開狀態。

更叫人吃驚的是，棘波是經歷瀕死經驗者共同的生理現象。在鬼門關前走一遭又回來的人，常常說他們瀕死之際猶如迴光返照一般，瞬間看見或聽聞某些事，這些現象被認為是棘波給大腦帶來特別的力量。

一位在手術中停止心跳的少年，幸運甦醒以後也親口對我說過同樣的體驗。大

譯註❶：護摩是梵語的譯語，即「焚燒」，也就是火供。

腦確實潛藏著如此不可思議的力量，能夠讓人經歷虛擬的體驗；看電影就是如此，實際上只是一格一格的靜止畫面，但是透過大腦的作用，讓它們變得活靈活現，原本沒有的，卻彷彿像真的一樣，這就是大腦的「特異功能」。

腦波出現α波的本身並非病態，而是非常值得高興的好事。

我們在睡眠中做夢時，α波就出現了，這如同是瀕死體驗的迷你版。當α波大量出現，人即使在醒來的非睡眠狀態下，依然可以做夢，我們稱之為睡眠腦波。人體處在這一腦波下，心境會變得十分平靜，而且直覺敏銳、靈光湧現。在清醒狀態下卻出現睡眠腦波，而且保有自己的意識，有一部分成就大事的人就具備這樣的特質。這一狀態，也被認為是得道高僧的境界。

藉由α波療癒心靈，對促進精神面的健康助益良多。當今的日本人對身體健康十分講究，對於心靈的健康卻置之不顧。身心是一體的，兩者同步的健康方為真健康。想要達到全面的真健康，必須在精神健康上多加用心，在身與心的健康上取得平衡，這也是筆者在本書中強調的一大重點。

心靈與肉體是連結緊密，無法分割的。了解心靈對肉體的影響，有助於促進身體健康。例如，發怒會刺激有害的荷爾蒙分泌，想著快樂的事，身體會分泌好的荷爾蒙，血糖值和血壓也都會隨著情緒而變化；凡是有損心理健康的，也必定為肉體帶來病痛。本章將要對心靈的健康與創造心靈健康的方法加以說明，而全篇主要重點，全都圍繞著冥想所帶來的$\alpha$波，也就是睡眠腦波。

## 良性荷爾蒙對美好的言語有反應

首先，對於心靈與肉體密不可分，無法分割看待，我還要多做說明。

當一個人溫柔體貼、心平氣和時，體內會分泌出$\beta$腦內啡（$\beta$- endorphin）和血清素（serotonin）這類「愉悅荷爾蒙」；腦海中浮現快樂和喜愛的事情，也是如此。不只是在內心默想會有如此功效，把自己的歡喜和快樂用真實的言語說出來，效果更大，因為荷爾蒙會對言語起反應。僅只是對人說出溫柔的話語，無論是說的一方或是聽的一方都會在體內分泌出良性荷爾蒙。相反的情況下，也會起相反的作用。

例如，朋友之間互相嬉鬧，本來只是打著玩，最後竟然當真惱羞成怒的吵起來，就是這個緣故。

常聽人說，戀愛中的女人會變美，這是因為聽到對方說出「我愛妳」的甜言蜜語，心中大受感動而分泌出苯乙胺（phenylethylamine）這一化學物質。又因為想要搏取對方喜愛，加上心情大好的緣故，血清素的分泌也會增加，兩者都會讓女性的肌膚和目光閃耀生輝。相反的，不幸失戀，引發活性氧增多，肌膚就會變得晦暗無華。

對他人的關懷和好意會立刻記憶不忘，是因為這些正面情緒刺激大腦裡主司記憶的海馬迴（hippocampus），讓血流變多；而心生厭惡時，此處的血流會減少。

科學已經證實，當一個人勃然大怒，或是想要大發雷霆卻不斷隱忍，大腦會分泌出特別的神經胜肽Y（Neuropeputide Y, NPY）。這是一種會命令我們暴飲暴食的酵素，而且還會很有效率的將吃進來的食物化為脂肪，因而聲名大噪。科學家發現NPY以後，才終於解開情緒與肥胖的關係之謎。另一方面，當我們感到滿足與幸福時，體內會分泌原嗎啡黑皮質素（Pro-opiomelanocortin, POMC）這一物質，它具有強力抑制食慾的作用，能給人飽足感。

隨著情緒起伏而分泌的荷爾蒙是可以實際測量得知的。醫學期刊《Medical

Tribune》曾經在二〇〇五年刊登過一篇研究論文，就是利用正子斷層掃描（Positron Emission Tomography, PET）來測量腦內的荷爾蒙變化。眾所周知，PET最初是為了早期發現癌症而開發的機器，它利用「透過新陳代謝的高低變化能掌握癌變」的原理，監測腦內的荷爾蒙。實驗一開始，研究人員告訴癌症末期患者說，要為其施打止痛藥，但實際上只是為他們在靜脈注射水分，卻發現他們的腦部釋放出β腦內啡。患者因為相信注射的針劑可以止痛，於是感覺到安心，體內隨之大量分泌出可以阻斷痛覺的荷爾蒙，而他們也的確覺得「不痛了」。

大多數人對於心靈與肉體的連結都漠不關心，但是現在有越來越多足以證實二者連結性的物質一再被發現。

## 協助我們置換觀點的EMDR

WHO（世界衛生組織）對於「健康」的定義有以下四大條件：①肉體的健康（Physical Health）、②精神的健康（Mental Health）、③社會性的健康（Social

Health）、④心的健康（Spiritual Health），只有肉體強健，稱不上健康，兼具以上四者的均衡很重要。

其實ＷＨＯ早期對健康的定義只有前三者，十多年後才加入第四項，幸福的條件必須是四者齊備。事實上，因為第二項使用了mental這個字，所以最後加入的第四項便不得不用spiritual（心靈的）這個字眼，在日本被翻譯為「靈性的」，有些人看起來會覺得彆扭。我個人以為，第二項用「Emotional Health」（情感的健康、情緒的健康），第四項用「Mental Health」（冥想上的健康）會更為適切。

由於我所主張的第四項「Mental Health」與α波相關，所以將它與「虛擬腦」加以連結。

根據ＷＨＯ的定義，所謂「spiritual」是不存在自然界的物質，它所指的是隸屬於人類心中湧現的念頭（特別是指高尚的念頭），心靈的健康是物質所無法實現的、被發自內心高尚念頭所環繞的狀態。舉例來說，懷抱著「想要為社會貢獻心力」、「想要為不幸的人盡一己之力」的信念並付諸行動的人，就具備了心靈上的健康條件。相反的，終日為金錢汲汲營營、滿腦子想著如何陷害別人的人，就算是身強體健、精神意志堅定、社會關係良好，心靈健康卻大有問題。附帶說明，第三項「社會性的健康」是指所在的生活環境符合一定條件（例如非貧窮、未遭受不公平對待）。

前面曾經說明，人類的腦波有$\alpha$波、$\beta$波、$\delta$波、$\theta$波、$\gamma$波五種，其中的$\alpha$波越多，心情就越平靜愉快。當$\alpha$波大量釋出而形成$\alpha$波帶（zone），會呈現出睡眠腦波，此時的大腦表現出有別於現實的另一副大腦，打開通往「虛擬腦」的大門。

我這樣說明，或許給人玄之又玄的不實感覺，以下舉出實際的事例加以說明。

一九九五年一月十七日，日本發生阪神、淡路大地震。我閱讀受災者的相關報導時，看到一分由十多名精神科醫師所寫的治療記錄。這些醫生為了照顧因地震痛失家人而失去求生意志的高齡者，於是進駐到當地。他們照顧的病人都是不想活的人，像是訴苦說：「老伴走了，孫兒也被壓在屋子底下成了冤魂，我一個人活下去還有什麼意思。」這群精神科醫師對病人進行了眼動身心重建法（Eye Movement Desensitization and eprocessing, EMDR），獲得極佳的效果。我嘗試用簡單明瞭的方法為讀者們做概要說明。

施行EMDR，就好像在對人進行催眠，讓對方的眼球左右來回快速運動，以便連結左右腦，藉以將患者導入一種冥想狀態，促使$\alpha$波出現。當患者進入這一狀態，醫生再引導他們回想震災當時體驗的恐怖景象和身心感受，讓他們說出為何無法接受現狀的心聲、心中的煩惱與悲傷等。之後，透過和患者對話，慢慢引導患者去回溯曾經有過的美好，發現潛藏在記憶中卻一直沒有自覺到的正面信念。透過EMDR，本來一心求死的人竟立刻湧現出求生意志，甚至把為家人掃墓當成每天的日課。

簡單的說，EMDR就是協助患者發現看待事物的不同觀點，將現實的痛苦記憶置換為高層次的正向思考。進一步來說，就是從更寬廣的視野、更高度的觀點看待事情，消除內心的創傷。

治療後，醫生以問卷方式，請患者寫下治療當中痛苦記憶浮現時的不愉快感受，用計分分數表現不愉快的程度。結果發現，患者每接受治療一次，浮現痛苦記憶的不快感就隨之降低，本來出現大量有害腦波的人，竟明顯好轉，彷彿變成另一個人。

## 什麼是 EMDR

〇當我們遭受肉體及精神壓力時，就會出現類似 PTSD（創傷後壓力症候群）的障礙；想要早日擺脫障礙，就應該及早修復內心的傷痛。而為了修復內心傷痛，則必須盡快消除負面記憶。

〇能達到這一目的的方法，就是 EMDR。

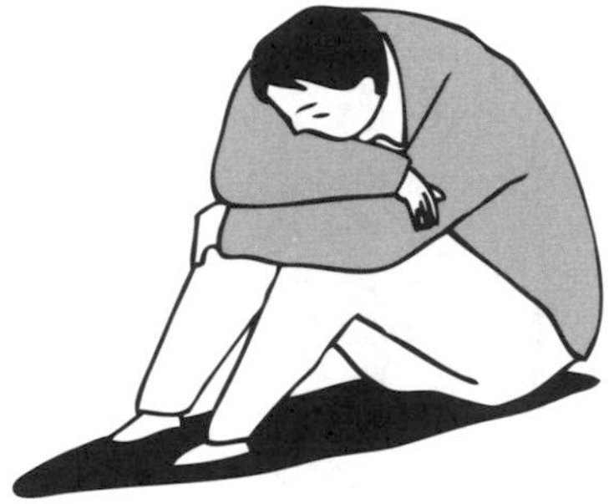

## EMDR 的施行方法

●醫生與患者相距 50 公分，彼此相對而坐。

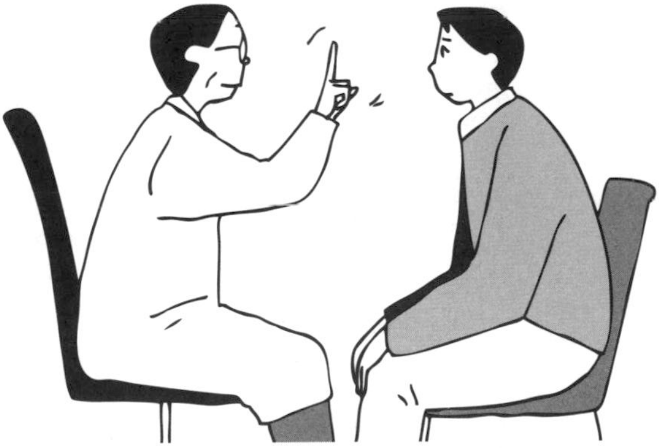

●醫生豎起食指，以單趟 2 秒的速度左右大幅度來回擺動食指 3 ～ 5 分鐘，以此為一段落，進行 3 ～ 5 段落。

近年來，EMDR治療在精神科醫師之間備受矚目。有越來越多醫師採用EMDR為病人進行治療。其適用範圍包括遭遇重大事故、受虐、性侵害、至親受害等的精神創傷，或是創傷後壓力症候群（PTSD）、各種恐懼症、恐慌症、憂鬱症等的治療，都可以見到功效。

我將EMDR用於治療好幾位頭部創傷後遺症、PTSD、憂鬱症患者，也都獲得良效。PTSD等的心靈創傷若能夠越早獲得療癒，對患者此後的人生越有利，而EMDR治療正可以快速實現這個目的，也成為它的一大特長。

至於什麼是看事物的不同觀點、更宏觀的視野、更高度的觀點，我用一個比喻來說明。

一名男性上班族，清早上班前與妻子大吵一架，他怒氣沖沖的出門，把車開上高速公路以後不自覺的猛踩油門，結果發生了重大車禍。雖然他身受重傷，但好不容易撿回一命，所以經歷這場生死交關的人生巨變後，這位主角痛切領悟到：和生命比起來，出門前和老婆為了細故發生激烈爭吵，實在是太不值得了；自己應該對妻子更體貼、更寬容才對；又想到自己為孩子沒考上好學校煩惱不已，如今也顯得微不足道了。

又或者，事件的主角說不定會轉念一想：自己這條命是撿回來的，從今以後不該只為自己而活，應該積極對世人有所貢獻。像這樣，經歷過人生重大關卡，看待事物的觀點丕變，重新建立價值觀，能夠從更高遠的境界鳥瞰世事，發覺到自己過去的格局是多麼狹隘。

其實，想要重新建立價值觀，並不需要真的經歷重大變故的折磨。只要在腦海裡逼真想像翻天覆地的巨大不幸，相當程度還是可以改變自己的信念。怕就怕本性難改，很快又依然故我，第二天早上仍舊對老婆大呼小叫。

不過EMDR確實可以協助我們無需遭遇重大不幸，便能夠改變自己的信念。這雖然是一九八七年由美國的法蘭辛・夏比洛博士（Dr. Francine Shapiro）所開發的心理復健技巧，然而事實上，東方世界一直都在不知不覺當中實踐這一套方法。出家人手中有節奏的左右輪流敲叩木魚，口中一面喃喃念佛誦經，藉此不斷修行直到開悟，這套行之有年的修行法，從腦科學來分析，便是透過進入$\alpha$波占優勢的睡眠腦波，接觸更宏觀而高層次的價值觀，達到開悟的境界。

話說回來，上述舉例事件中的主角親身經歷了瀕死的重大意外之後，變得胸襟開闊，但是經過時間的沖刷，他有可能「好了傷疤忘了痛」，漸漸又故態復萌。不過，當他透過睡眠腦波接觸高層次的價值信念以後，體驗就會銘刻在心，不容易隨時間而淡忘。

## 經營一日五分鐘的「非常時刻」

醫生可以就地取材，用自己的手指進行EMDR，也可以透過機械裝置施行。我用自己的手指進行治療時，是以眼球左右運動每四秒一個來回的速度做三十至五十個來回。治療前後測量腦波，可以發現患者前後判若兩人。原本是壓力腦波$\beta$波偏多的人，治療後，有益健康的$\alpha$波變多了，就連血糖和血壓數據也降低了，效果可說是比服用藥物更顯著。最特別的是，這些數據的改善竟然是在不必從事肢體運動的狀況下就達成，也可見心理與肉體的連結之緊密。

為了讓更多人體驗EMDR的功效，我於是開發出眼球運動裝置。患者用視線追著黑暗箱子裡左右輪流閃爍的燈光，耳朵同時聽著音樂，兩手握住接通電流以後左右交互震動的端子。這一裝置利用聲、光、震動，讓任何人都得以輕易進入睡眠腦波狀態，而這可是出家人長年修行才好不容易進入的境界。它的原理就和小朋友全心專注看電視卡通，意外讓大腦進入睡眠腦波是一樣的。用科學方法分析修行者進行冥想的奧秘，也可以發現冥想的步驟當中其實暗藏了許多有助於進入睡眠腦波的設計。

EMDR不只是用於治療重大的創傷後壓力症候群，對於心靈備受煎熬或是煩惱多多的現代人而言，它都是值得體驗的心理復健良方。舉凡過去曾遭受父母責罵而始終耿耿於懷的人，或是受到花心丈夫背叛而心裡始終過不去的痛苦妻子，還是在激烈競爭的社會中總感覺不如人的「敗犬」，都屬於適用對象。特別是雖然沒有過去的心理陰影，卻因為每天奔忙而累積重大壓力的人，或是感到為生活心力交瘁的人，甚至是容易為小事就吵得臉紅脖子粗的人……等等，這會是幫助大家找回心理健康的裝置。

EMDR需要醫生進行專業的引導與諮商，以下介紹的，則是一種讀者們可以自行完成的小旅行冥想法。

日常生活當中，哪怕一天五分鐘或十分鐘都好，要為自己製造跳脫日常的「非常時刻」。像是利用工作的空檔深呼吸、閉目幻想自己喜好，或是全神專注凝視一幅畫，還是盡可能讓自己的腦筋一片空白。透過這些近似於冥想的行為，些許的「非常時刻」可以是莫大的契機，足以成為生活中有力的「槓桿」，讓我們體驗到無上的幸福感。德川家康說：「人的一生就像是背負著難以勝任的重擔走遠路。」，但是透過「槓桿的力量」，或許可以為我們減輕一半的負荷。我們在墳前雙手合十，還是天主教徒在胸前畫十字架，都可以視為是一種引導進入「非常時刻」的儀式。

當我們把自己暴露在現實社會的壓力下，陷入否定自我價值的狀態裡，大腦會發出「你為何不去死」的命令。正如前面已經多次提到，細胞會有「自殺行為」，也就是「細胞凋亡」（apoptosis）制度，這是細胞個體為了成就團隊，選擇自我犧牲的一種生理機制。當它們判斷自己出了麻煩會連累到整體時，就會採取自我了斷的行動。由這樣的細胞所構成的人體，理所當然的也受到同樣的特性支配。大腦未必會直接發出「你為何不去死」的命令，而是透過提前老化、誘發疾病，把身體帶向毀滅。

所以說，從否定自我存在的價值轉換成為肯定的正面價值觀，對人體來說意義太重大了，禪宗不是也有「僅只是活著就賺到」的觀念嗎？每晚睡前，哪怕只用十分鐘也好，把這個正面的想法找回來，讓自己好好高興一下。對現代人來說，這是每天都必須做的日課。

設法讓自己好歹脫離一下現實，以便現實腦和其他的腦獲得平衡。而這一顆「其他的腦」，就是「虛擬腦」。

## 從現實腦超脫到虛擬腦

蝙蝠彷彿具有透視眼，可以感知牆壁背後的物體，其實牠是藉著發出超音波來「看」東西。蝙蝠先是發出超音波的音頻，從音波反射狀況感知物體的存在。人類則是藉著光來視物，所以眼前如果有一道光線無法透過的牆壁，我們就看不見牆壁後面的物體。

儘管如此，我們其實還殘留著「透視」的能力，這或許可以說明人類過去說不定具備了和蝙蝠同樣的「透視能力」。美國太空總署NASA曾經對太空人進行透視實驗（猜測撲克牌蓋牌的數字與花色），結果受過長期$\alpha$波釋出訓練的太空人，比剛入行的太空人猜中的準確率高出十倍以上。也就是說，人類具有自己都不知道的潛在能力，而開啟這一扇潛力之門的鑰匙就是$\alpha$波。

事實上，有學者主張人類至今還只是處在開發中的狀態，因為我們可以使用的文字有四個，但是直到現在也只會用其中的三個。這話怎麼說呢？人體細胞內的核酸是由四種鹽基成分所構成，分別是胸腺嘧啶（thymine）、腺嘌呤（adenine）、鳥糞嘌呤（guanine）、胞嘧啶（cytosine）。DNA是藉由這四種鹽基的配列來傳遞遺傳情報，這些核酸鹽基的組合一共在人體內變化出二十種胺基酸，然而實際上，這二十種胺基酸根本就是只用三種核酸鹽基變化出來的。這就好像是只用三個文字組合變化出語言，而如果把四個文字都一起用上，那語言的數量勢必會暴增。目前已知存在於自然界的胺基酸有五百種之多，所以人類未來是有可能更大量使用胺基酸的。

有學者認為，人類過去曾有過只使用兩個文字的時代，之後進化到三個文字，這就表示我們將來還有機會進化至四個文字。

無論如何，筆者深信人類大腦還有未開發之地。而這一片未開發地，我將它定義為「一個不同於我們平日慣用的現實腦」，所以姑且稱之為「虛擬腦」，這裡面包含有鏤刻在遺傳基因裡的生命根源，是來自遠古祖先的記憶、價值觀、生物和宇宙誕生及連結的奧秘。所謂「眼前所在的物質」，其實是時間軸與空間軸架構出來的，也就是「虛擬」的存在，所以虛擬腦是比現實腦更高層次的腦。

由此可以推知，如果懂得善用虛擬腦，那麼身為人的潛力將無可限量，包括直覺和靈感變得敏銳、記憶力大增、能夠連結人類的睿智與真善美（代表人類理想的普世價值）、心靈平和、傷痛獲得療癒。

肉眼可見或是能夠實際測量的物質不足以代表一切，到目前為止，宇宙當中的能量，人類所知與所能把握的不過是其中四至六%而已，還有九十%是我們完全無法理解的。正如同宇宙的九成以上都是未解的謎團，人類大腦充滿未開發的處女地也就不足為奇了，或者說，大腦裡面還有太多我們用不盡的部分。而α波正是開啟這一高層次虛擬腦的鑰匙。

想要進入睡眠腦波α波，可以透過東方宗教家之間長久以來奉行不渝的冥想或修行，一般人利用機械化的ＥＭＤＲ，則任何人都可以達到目的。藉由ＥＭＤＲ裝置，一度體驗過睡眠腦波的人，便會恍然大悟：「啊，原來是這麼一回事！」從此練就了在任何情況下都能夠自發性導引出α波的應用能力。

進入α波的手段可以任君選擇，誦經也是將大腦帶入α波區段的一種方法，而坐下來任意冥想也同樣有效，甚至是眼睛直盯著一幅畫、耳邊持續聽著某一種聲音都可以。

在這裡透露一點我個人的親身經驗吧！

我四歲到十八歲都是在禪寺中度過，經歷了生不如死的嚴酷修行生活（我將會在第八章交代細節）。那時每天的生活就是坐禪、冥想，然後將木魚放在兩側，雙手左右交互敲叩。每日睡眠只有三小時，而且全年無休。

學齡階段我幾乎沒有上過學校，卻還是一心想要成為醫生，並且真的考上東京大學醫學系。我用自己在修行當中學會的睡眠腦波來念書，所以理解力強，不必抄筆記照樣能深刻記憶在腦海裡。出版《腦內革命》一書，遭受各方質疑，開設醫院又經歷種種試煉，看似文弱的我卻能耐得住無情打擊，全都是靠冥想而來的正面價值觀支持著我。

現在，我將自己過去苦心修行所得，普及成為不需經過訓練就人人都能體驗的裝置。有了這個運用大腦活動原理所設計的裝置，大家不必再經歷我慘無人道的修行之苦了。

看到以上內容，或許有不少人無法認同，而即便如此也無妨。我只是想要奉勸大家，身處在這個束縛身心而不斷自我消耗的現代社會中，偶爾為自己切換一下大腦開關，營造一個讓自己感到莫大安慰的寬裕時間，藉此尋得心靈健康，也一併鞏固肉體的健康，這可是現代人求之不得的好事。

我們的大腦總是一再被職場或電子媒體等外在的現實世界所驅策，導致運作失衡。只相信自己肉眼可見的世界，會令人身心俱疲。所以我提醒大家稍微將自己的意識從外界轉向內在，偶爾悠遊在非（日）常的世界，享受自得其樂的美好。想憑藉一己的力量顧全所有的事情並不容易，但是學會進入$\alpha$波狀態以後，大可以側耳傾聽從天外飛來的奇思異想，開啟全然不同的觀點。其實，萬事萬物的答案都已經在我們自己的頭腦裡，只是我們平常忘了打開收藏這些答案的抽屜。

營造非常時刻的方法因人而異，萬一有人此刻很需要消除自己心中的重大傷痛，專業醫生有方法可以協助你。事實上，將ＥＭＤＲ納入治療方法的精神科醫師越來越多了。

舉例來說，有個上班族因為工作失誤，被降職處分，為此痛苦萬分，幾乎就要罹患憂鬱症。這人之所以會一蹶不振，是因為他完全以「現實」為人生的唯一，所以只要在現實世界跌跤，整個心靈就跟著傾覆。

遇到這種情況，主人翁應該以有別於現實的某種對象做為憑藉，只要這個憑藉是穩固的，那麼無論現實如何翻轉，心靈依然穩固。或許不少人會認為這個穩固的憑藉就是宗教，那也未嘗不可。我是個關心大腦生理的醫師，站在我的立場，想要特別呼籲大家：請別忘了，我們自己的大腦裡面就有珍寶。

## 小慾望不足以成事，懷抱大慾望令人接近佛陀的境界

印度加爾各達的修女德蕾莎（Teresa of Calcutta）畢生奉獻於濟助貧窮，因而獲得諾貝爾和平獎的肯定，想必很多人都在螢光幕前見過年事已高的她仍風塵僕僕的走訪世界各地。在日本，則有聖路加國際病院的日野重明理事長，在歡喜迎接百歲的今天仍然活躍不已。

每次看到這些人老當益壯的身影，我總是有感於人類的慾望和大腦分泌快感物質的神奇關連。高齡的德蕾莎修女在衛生條件極端惡劣的貧民區與赤貧的人為伍，卻不會感染疾病，精力充沛的持續她數十年如一日的奉獻工作。究竟是什麼力量支持她源源不竭的生命力？我相信答案就在近年來不斷解開的人類大腦之謎。

如果從結論直接切入，我們可以說，人類的大腦如果是為崇高的目的而行動，就會釋放出非常美好的物質（快感物質），它們具有預防疾病侵襲肉體的強大力量。如此一來，我們就不難理解德蕾莎修女為何能在惡劣的環境下工作，依然神采奕奕、不染病痛。

這也為我們揭示了青春長壽的重大關鍵。人都是受到慾望的驅使而行動，越是懷抱濟人淑世的崇高慾望，行動起來就越熱情有勁。

為什麼懷抱崇高的慾望能促使大腦分泌美好物質，而且這些物質沒有止閥（stopper）加以控制呢？低層次的慾望獲得滿足時，大腦也會分泌快感物質，卻有防止其過度分泌而設置的止閥，唯獨對崇高的慾望不設下快感的停止點。

我越是了解大腦的特性，越是深感於自然界的宏旨如何在冥冥中引導人類的方向。不計個人利害而為全體福祉著想的人，他的信念會為自己帶來健康長生的力量。人類生而建置了這樣的程式，並且受其擺佈。人體內的這一程式，其實都是遵循宇宙與生物界的大法則在運行，至少我個人是如此深信不疑。

以下，我針對人類慾望、快感物質與其止閥加以說明。

人類的腦可以分為四部分：

①爬蟲類腦（原始腦❷）、②貓狗類腦（大腦邊緣系統❸）、③人類腦（大腦新皮質❹）、④前額葉（人類腦當中最高等的部分，我們之所以會做夢、幻想，都是來自這一部位的作用）。

人類也具備了和爬蟲類、貓狗一樣的腦，多虧了③的大腦新皮質發達，讓人類有別於這些生物。胎兒在母體內，最初有著一張貌似爬蟲類的面孔，這張臉後來進化為貓狗的臉，最後演變為近似猿猴，因此有人說胎兒在母體內把人類進化過程重演了一遍，從大腦就可以看到人類身為動物的演進過程遺跡。人類從①、②的階段進化到③，雖然是非常大的躍進，可是一直要到④的前額葉發達起來，才終於進入智慧甦醒的階段，開始突飛猛進，因為這裡面潛藏了太多無法限量的可能性。

另一方面，心理學者亞伯拉罕．馬斯洛（Abraham Harold Maslow）分析人類的慾望，提出人類需求五層次理論（Maslow's Hierarchy of Needs）。他主張的人類五大需求層次與日後科學家解開的大腦活動特性，竟然有著極其巧妙的吻合，與前述的人類四個腦呈現對應關係。

---

譯註❷：原始腦，包含小腦與腦幹，主宰人類的生命本能，也是生命的中樞。

譯註❸：大腦邊緣系統，包含杏仁核、海馬迴、乳頭狀體，以及扣帶迴等區，主宰人的情緒。

譯註❹：大腦新皮質，從位置上可分為前額葉、聶葉及枕葉三部分，主管知識學習和精神活動。

## 人類的大腦可分為 4 部分

**③ 社會腦（人類腦）**

數位腦，主管社會性的活躍、言語功能和圖像理解力。

**② 五感腦（貓狗類腦）**

主管五感和情感。

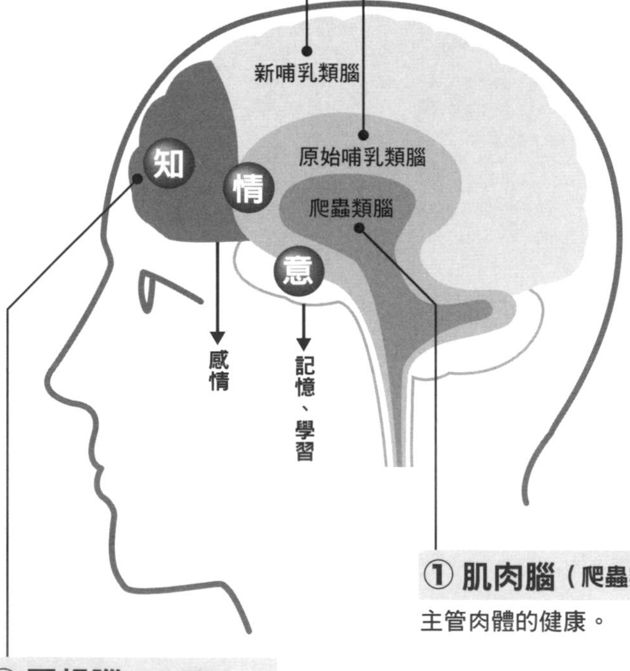


**① 肌肉腦（爬蟲類腦）**

主管肉體的健康。

**④ 冥想腦（宇宙腦）**

主管心靈健康（**Spiritual Health**）的腦，亦可稱為冥想腦，控制腦的高級神經活動。

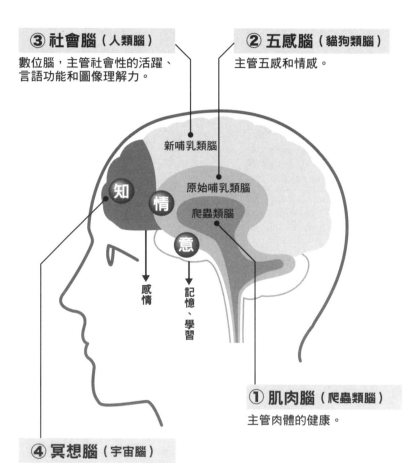

以下，我要說明馬斯洛博士與人類四個腦的對應關係。馬斯洛的「人類需求層次理論」指出，我們的慾望不是並列關係，而是像爬樓梯一樣，不斷向更高層次的慾望進階。當低階的慾望獲得滿足以後，想要往上進階的慾望就會湧現。這一過程也符合人類由生到死的生命經過。讀者們請先掌握這些重點，再來看以下說明。

①生理需求：性慾、食慾、睡眠需求等，又稱為本能的慾望。這是維持生命絕對必須滿足不可的最原始欲望。就像小嬰兒肚子餓了便哭、會纏著大人撒嬌，一味要求滿足自己的需要，不顧慮大人的困難。這是一種沒有精神性可言的動物慾望，以動物界相比，相當於爬蟲類階段。爬蟲類只有原始腦，牠們發現獵物就攻擊，有異性就交配；人類只看眼前得失而行動的階段，等同於四個腦當中的爬蟲類腦（原始腦）。

②安全需求：對自己人身安全的需求。面對疼愛自己的家人會笑，看到陌生人就哭，這是純粹只有情感需求和好惡的階段。這一需求是由控制情感的貓狗類腦（大腦邊緣系統）所主宰，就好像貓狗看到飼主會親近，看到生人會吠叫、警戒般。

③愛與隸屬需求：對於自己身為社會一分子的需求。想要融入公司團體，成為

隸屬於其中的一員；或是找尋婚姻對象、結婚生子組織家庭，皆是出於這一需求。需要對象來滿足的愛，也屬於這一層次的需求。這是想要進入社會的需求階段，與④結合，就成為人類之所以不同於其他動物的基本特性，可視為人類腦（大腦新皮質）所發出的慾望。

④尊嚴需求：自己的存在受到所屬團體其他人肯定的需求。追求名聲、地位、好評的需求。

⑤自我實現需求：一旦進入這一階段，人會期待自己超越個人，窮盡身而為人的潛能，做出最極致的發揮，此時已經沒有人我的區分。想要利益眾生、拯救他人，或是畫家、音樂家等在腦海中努力構思抽象的表現等，都屬於本階段的需求。德蕾莎修女就是這一崇高階段的最佳例證。一般認為本階段和大腦前額葉的發達有關。

就像這樣，人類的慾望需求是拾級而上的，滿足了低等的需求以後，就會渴求往高階進化。筆者將①和②都視為動物階段的需求，因此稱之為小慾，③和④是身而為人必須要在社會中受到肯定的需求，所以我將它視為中慾，最後的⑤則被我歸類為大慾。

「慾望」兩字容易給人低俗的印象，其實是因為慾望層級沒有提升的緣故。誠如佛教教人「清淨慾念化身菩薩」，當慾望升級為大慾時，就能接近佛的境界。在社會上勤懇務實的成功菁英，完成的是③和④的中慾階段，懷抱理想行經世致用之大事的人，才是進階到⑤的大慾。

## 虛擬腦連結宇宙與生命的本源

人類的行動受到慾望的驅使，當慾望得到滿足，就能獲得歡快的滿足感。滿足感來自於快感物質，這是大腦給予我們的獎賞。有句話說「在馬的眼前吊一根胡蘿蔔」，所謂快感物質，就是大腦誘使人採取行動的胡蘿蔔。從事性行為可以令人獲得快感的獎賞，就是大腦為了延續物種的目的所設計。

誠如前面介紹的「人類需求層次」理論，需求的層次越往上提升，品質就越高。所以當我們滿足了某一個層次的需求以後，就會想要更進一步往上追求。性行為儘管可以讓我們得到快感，但是沒有人能夠成天沉浸在其中，因為它只是瞬間或短時間的快感而已。相較之下，愛別人、照顧家庭、獲得社會的認同等，能給人持續性的滿足感，令人欲罷不能。

來自大腦的獎賞（快感物質）其實就是大腦分泌的荷爾蒙，人稱「腦內啡」或是「腦內麻藥」，能帶給人好心情，所以我將它稱為「腦內快感荷爾蒙」。

眾多快感荷爾蒙當中威力最強大的，莫過β腦內啡（β- endorphin），它不只有單純的嗎啡止痛效果，也不僅是帶給人愉悅的好心情，還具有十分優良的藥理作用，可以提高對疾病的自然治癒力，發揮抗老化作用。

根據WHO的定義，麻藥具有四種特性，分別是①產生快感、②具有成癮性、③具有耐受性、④產生幻覺。

快感荷爾蒙並非人工的麻藥，而是人類大腦製造出來的自然產物。不過它仍然具有耐受性，所以同樣的事情一再重複，快感荷爾蒙的分泌就會逐漸降低，身體便自然而然的想要追求新的快感，挑戰下一個高峰。

各層次的快感荷爾蒙都有一個名為γ-氨基丁酸（Gamma-aminobutyric Acid, GABA）的抑制物質，能發揮止閥的作用，萬一快感荷爾蒙分泌太過，大腦就會為它踩剎車，有如電暖爐的防過熱安全裝置，加熱超過一定溫度，機器就會自動切斷電源。

當我們餓到前胸貼後背時，食慾格外強烈，然而一旦肚子吃飽了，即使是平日再喜歡的食物也引不起興趣，甚至看了都覺得生膩。性慾也是如此。身體為防止這些慾望過度氾濫，所以建構了「防過熱裝置」，例如，吃太多會囤積脂肪，性行為過度會產生活性氧，伴隨這些抑制物質而來的「懲罰」，可以限制我們不至於耽溺慾望而不可自拔。

從貓狗類腦（感情腦）分泌的腦素（enkephalin）等分子量極小的快感物質，同樣無法長時間持續分泌。戀愛的激情不能天長地久，所以有「七年之癢」的說法，就是因為大腦建構了止閥的裝置，讓這一階段的快感會有飽足的時候。

快感荷爾蒙的止閥裝置，只對前額葉（人類最高級的腦）無效。也就是說，刺激前額葉分泌快感荷爾蒙，身體會讓它多多益善，所以不會產生抑制物質阻止它持續分泌。

能刺激前額葉的，是提升自己到達最高境界的夢想與理想，也就是利益眾生的慾望。人到了這個境界，所考慮的已經不再是對自己有沒有好處，而是一心想為全體帶來助益。於是乎，人體對於這樣的快感荷爾蒙不設停止閥，滿足了還想要更滿足，越做越帶勁，越忙心情越好，做得再多都不覺得厭倦，$\beta$腦內啡就這麼源源湧出，彷佛是無窮無盡，又如同是從自己的大腦裡不斷製造出具備自然治癒力和抗老化的藥物。

這就是為什麼德蕾莎修女、史懷哲博士、白衣天使南丁格爾和其他因為受到熱情驅使而獻身社會的人，無時無刻給人「老當益壯」的印象。

通往虛擬腦的大門，就在我們的前額葉。

我從小接觸東方哲學，《論語》裡面有一段關於人生階段的名言。

四十而不惑，五十而知天命，六十而耳順，七十而隨心所欲，不踰矩。

年過四十歲，人生進入中場，對於未來該走的方向（姑且不論是否有疑惑）心中隱約有數；而年到五十，對於自己的天命已經了然於胸，就彷佛是得到天啟，明自自己該走的路與該做的事。循著天啟而行，努力自我鍛鍊，當可進階到耳順的階段。

孔子所說的「六十而耳順」，一般解讀認為，這是指年到六十歲，對於他人的忠告或建言能夠坦然接受。但其實孔子的本意應該是說，五十歲時所領悟到的天啟，此時已經能夠直接進入自己的耳朵清晰聽聞，形像分明。這是幻覺的一種，從事冥想的人能夠聽聞這樣的聲音，身體遵從這一指示，順天而行，此一狀態就稱為「方便」。

本書第四章曾經說明，「方便」就是「實際進入社會，為他人和世間付諸真實行動」。人體程式的設計，會讓那些勤於為世界奔走的人，也就是使用雙腿的人，從腿部肌肉分泌出抗老化荷爾蒙。「方便」最初的意思，其實是「從某個方位傳送音信」❺。從天上送來「請為世人奔走」的音信，遵從此音信為世人勞動身體，就是「方便」的本意。

譯註❺：音信的日文是「便リ」，即方便。

人生堅持這樣的生活來到七十歲，自然能夠達到「隨心所欲，不踰矩」的境界。此時，就算是任隨所想、聽任喜好去行動，也絕對不會超越限度。因為並非出於一己私慾，所以哪怕是任隨慾望去行動，也不會踰越身而為人的分際。

前面談到，大腦分為四部分，這和馬斯洛博士提出的需求層次各階段大致相符合，而和WHO所定義的四種健康，竟也不謀而合。

①爬蟲類腦……生理的需求……身體健康

②貓狗類腦……安全的需求……精神健康

③人類腦……愛與隸屬的需求……社會性的健康

④前額葉……自我實現的需求……靈性的健康

透過修行、冥想、EMDR進入$\alpha$波占優勢的睡眠腦波狀態，能夠開啟通往虛擬腦的大門。虛擬腦的活動是由前額葉所主導，它和遺傳基因的記憶、宇宙及生命的根源相聯繫，所以開啟了虛擬腦大門的人將會眼界大開，他們會聽聞上天送來的音信，萌生「想要自我實現」、「想要為世人奔走」的崇高慾望，建立高層次的價值觀，置身在靈性的健康狀態。一旦身處在這一狀態，大腦會源源分泌快感荷爾蒙，大幅提升抗老化與自然痊癒力。

大腦以分泌快感荷爾蒙做為獎賞，誘使我們為了獲得這些快感而行動。慾望的層次越高，獲得的快感荷爾蒙獎賞就越大，當慾望的層次提升到最高等級時，無窮的快感荷爾蒙便接連湧出。

第七章

# 我最推薦食用蘋果的理由

# 請吃低GI值食物

我自詡為全日本吃蘋果最多的男人。說是「日本第一」未免有誇大之嫌，我只是想要強調自己有多愛吃蘋果。而且我吃蘋果等蔬果的時機，都選在享用正餐前三十分鐘左右，之後再吃正餐，血糖值不會飆升，也能避免正餐吃過量。此外，經常做個小斷食，整天不吃一頓飯，而且平常吃東西必定細嚼慢嚥，仔細咀嚼到最後一口，中途不喝湯水。

每個人都關心吃什麼能夠讓自己青春不老，的確，飲食的內容與飲食的方法（例如吃飯時間等）都會對身體造成不同影響，所以講究飲食很重要。

我首先要和大家來談「升糖指數」（Glycemic Index）。本書不斷強調的重點之一，就是盡量不要在體內儲存多餘的脂肪，以保持健康長壽，而其基本條件，就是必須控制飲食量，也就是抑制熱量的攝取。關於這一點，大家應該要知道，即使是熱量相同的食物，也有容易成為脂肪和不容易成為脂肪的分別，為了不要在體內囤積多餘的脂肪，要吃的話就盡量選擇不容易變成脂肪的食物。而究竟何者容易成為脂肪，何者比較不容易，「升糖指數」是一個很好的辨識標的，這也是直到最近才逐漸為人所知的事。

食物進入體內以後，短時間內會造成血糖值上升多寡，和食物會變成多少脂肪有關。各種食物拉抬血糖值上升的程度，可以用升糖指數計算得知，所以它也是食物脂肪化的指標。

以食用葡萄糖之後百分之百成為脂肪做為基準（GI值等於一百），將這一基準加以數值化，就是各種食物的升糖指數。它最早出現在加拿大多倫多大學的大衛・詹金斯（David J. Jenkins）博士於一九八〇年提出的報告，一般人或許對於它英文Glycemic Index的簡寫GI值比較熟悉。

食物的GI值高低，可以參閱二〇四頁的表格。能夠安心享用的食物，以GI值五十以下為宜，當中除了紅蘿蔔、牛奶、優格以外，幾乎都是水果類。多數人或許會認為水果味道甜，應該很容易變成脂肪才對，事實卻相反。此外，表格中未列出的蔬菜類，GI值大約都在十左右，從減少脂肪囤積這一點來看，可歸屬於善類。

對於想要減肥的人，我都勸他們不要把水果當成飯後甜點，而應該做為飯前開

## 高 GI 值食物

〇減肥當中避免食用高 GI 值食物

| | |
|---|---|
| 法國麵包 | 95 |
| 玉米脆片 | 81 |
| 炸薯條 | 75 |
| 馬鈴薯泥 | 74 |
| 爆米花 | 72 |
| 精製白麵 | 70 |
| 玉米粉 | 69 |
| 蔗糖 | 68 |
| 大麥麵包 | 67 |
| 番薯 | 61 |
| 冰淇淋 | 61 |
| 乳酪披薩 | 60 |

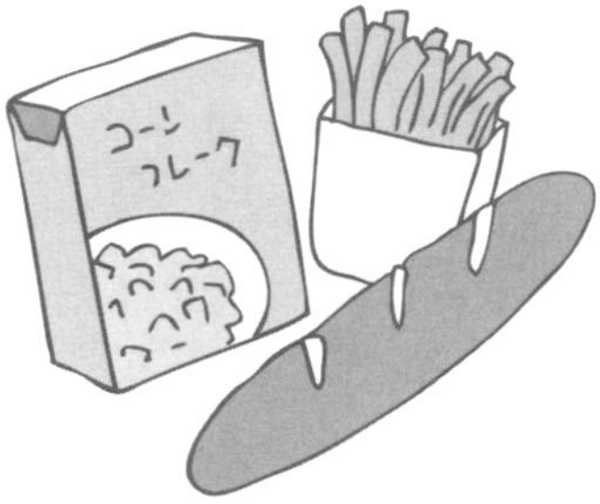


## 低 GI 值食物

〇減肥當中宜食用低 GI 值食物

| | |
|---|---|
| 奇異果 | 53 |
| 香蕉 | 52 |
| 紅蘿蔔 | 47 |
| 葡萄 | 46 |
| 桃子 | 42 |
| 柳橙 | 42 |
| 草莓 | 40 |
| 洋李 | 39 |
| 蘋果 | 38 |
| 西洋梨 | 38 |
| 優格 | 36 |
| 牛奶 | 27 |
| 櫻桃 | 22 |
| 果糖 | 19 |

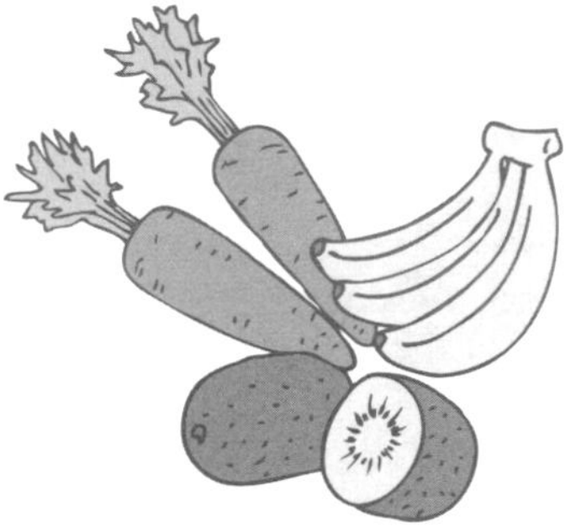

胃之用。先吃水果，不會引發血糖快速升高，又能滿足飢腸轆轆時的需求，也能避免正餐吃太多。可以的話，吃完水果之後，最好間隔三十分鐘才享用正餐。

同樣的，新鮮蔬菜最好也是在正餐前食用。很多人認為蔬菜沒有味道，不容易入口，所以我將水果切薄片以後，和蔬菜一起吃，香甜的水果正好成為很好的調味料。每日的蔬果攝取量，以三百五十公克為宜，水果占其中二百公克，剩餘的補充蔬菜類。

不少讀者看到法國麵包的ＧＩ值這麼高，可能都感到意外。這是因為法國麵包在烘烤的過程中，會讓糖與蛋白質起糖化反應（梅納反應），這在本書第五章已經有說明。

不過，在法國麵包的發源地，也就是法國，他們大口吃紅肉，大口喝葡萄酒，但無論是罹癌率、循環系統疾病，甚至是腦中風比例都相當低，而且其癌症死亡率在歐洲國家當中更是最少，因而有「法國矛盾」（French Paradox）之說。諸多試圖解開「法國矛盾」之謎的論點中，以紅酒的效用最具有說服力，以下說明將會提及紅酒的功用。

## 多酚被譽為長壽物質的原因

近年來，研究學者的發現為我們解開了十分美好的真相，那就是六大延長細胞壽命的物質。這些長壽物質在專業用語中稱為「模仿熱量限制化合物」。以下列舉出這六大物質的名稱，與含有其成分的代表性食物：

①白藜蘆醇（葡萄）、②紫鉚花素（食用菊花）、③白皮杉醇（稍後說明）、④異甘草甙元（中藥裡的甘草）、⑤非瑟酮（草莓）、⑥槲黃素（蘋果、柿子）❶

這些物質的化學結構類似，幾乎都屬於多酚（polyphenol）類。解析它們如何延長細胞壽命，更有助於明白這些成分的優良作用。

根據最新研究，能標示細胞壽命的「蠟燭」已經被發現了，科學家將它命名為「端粒」（telomere）。端粒這支「蠟燭」的長短可以表示細胞壽命的長度，當它燃燒變短，就表示細胞死期不遠了。端粒位在細胞染色體兩端的黃色部分，當它還很長的時候，細胞能夠一再分裂生成新細胞。但是當它像蠟燭一樣燃燒殆盡，就無法再進行細胞分裂，只能等待油盡燈枯的死亡來臨。如此一來，細胞數量便逐漸減少，組織進入老化。

細胞每分裂一次，端粒就會變得更短一點，除此之外，它還會受到活性氧的攻擊，就如同蠟燭在氧氣中奮力燃燒，很快就燒完。

不過科學家又發現一種可以保護端粒不受活性氧攻擊的特殊蛋白質外膜，稱為組織蛋白（histon）膜。組織蛋白膜越健康，越不容易受到活性氧的攻擊，就像可以長久燃燒的蠟燭。

那麼，要如何保養組織蛋白膜健康不受傷害呢？方法很簡單，就是不吃東西。我們吃得越多，組織蛋白膜就傷得越多，產生乙醯化作用（acerylation），膜因而變薄，或是出現傷痕累累的孔洞；如果不吃，就不會發生乙醯化作用，能保持組織蛋白膜的完整性（食不過六分飽能延長壽命，推測與此有關）。

但是人不可能不飲食，幸好最新研究發現了某些物質可以保護組織蛋白膜，讓

---

譯註❶：白藜蘆醇（resveratrol），紫鉚花素（butein），白皮杉醇（piceatannol），異甘草甙元（Iso-Liquiritigenin），非瑟酮（fisetin），槲黃素（quercetin）。

我們依然能夠安心的飲食，這些物質就是前面提到的六種「模仿熱量限制化合物」，又稱為「長壽物質」（附帶說明，腦細胞和心肌細胞並沒有端粒）。

這六大長壽物質裡的③白皮杉醇，其實是不存在於自然界的細胞毒，它是①或⑥與癌細胞一同作用當中發生的。①的白藜蘆醇（葡萄中含量多）或是⑥的槲黃素（存在蘋果、柿子當中），和癌細胞的特殊蛋白質（CYP1B1）結合就產生出白皮杉醇。它是一種細胞毒，可以殺死癌細胞，讓癌細胞漸次殞命。根據皮膚癌的老鼠實驗結果，每週二次在患部塗抹含有白皮杉醇的軟膏，一百隻老鼠當中竟有九十八隻的皮膚癌都消失了。

簡單的說，吃葡萄、蘋果或柿子，其中的成分可以和癌細胞的酵素產生反應，製造出擊退癌細胞的武器。癌細胞本身所含有的物質竟會轉化成為自我攻擊的武器，這是很驚人的一大特徵。美國伊利諾大學的約翰．佩茲德博士（Dr. John Pezzuto）及其他多位著名研究學者都已經證實，包含白皮杉醇在內的①～⑥各物質，都具有保護端粒（蠟燭）不變短的功能。

葡萄富含最強力的長壽物質白藜蘆醇，可以透過飲用紅酒加以補充，葡萄汁和葡萄乾也是可行的補充來源。白藜蘆醇對防治新陳代謝症候群十分有效，哈佛大學的大衛・辛克萊教授（Dr. David Sinclai）是從事相關研究的第一人。解開「法國矛盾」之謎的關鍵，似乎就繫於這一長壽物質。它還有軟化血管、防止血小板凝集的作用呢！

不但如此，白藜蘆醇對預防認知功能障礙的效用，也頗受期待。阿茲海默症的患者腦內明顯有「類澱粉β胜肽」（amyloid-beta peptide❷）沉澱堆積，而根據二〇〇五年，菲利浦・瑪拉波德博士（Dr. Philippe Marambaud）的實驗結果，白藜蘆醇能阻止類澱粉β胜肽的生成，並促進其分解，而且作用比起其他抗氧化劑更優良。

正如第五章曾說明，人體內可做為氫氧自由基中和劑的，唯有氫元素，其餘都必須仰賴自體外取得。而白藜蘆醇這類多酚物質，對活性氧當中毒性最強的氫氧自由基能發揮中和劑的效用。

食物所含成分當中，有六大類的「植物生化素」（phytochemicals❸），它們在人

譯註❷：類澱粉β胜肽，又翻譯為乙型澱粉樣蛋白、澱粉質樣β蛋白胜肽或類澱粉斑蛋白。

## 植物生化素一覽表

### 植物生化素

- 香氣成分／丁香酚（香蕉）、檸烯（柑橘類）
- 胺基酸類／牛磺酸（花枝、章魚、魚貝類）❹、穀胱甘肽（蘆筍、肝臟）❺
- 醣類相關／β-葡聚糖（菇蕈類）、褐藻糖膠（海藻類）、果膠（蘋果）
- 脂肪類相關—非營養素類癌／葉黃素（菠菜）、類胡蘿蔔素（柑橘類）、茄紅素（番茄、西瓜）
- 含硫化合物—非異硫氰酸鹽／蘿蔔硫素（花椰菜）、異硫氰酸烯丙酯（芥末）、半胱氨酸硫氧化物類／甲基半胱氨酸硫化物類（大蒜、洋蔥）
- 多酚類
  - 非類黃酮類
  - 類黃酮類
    - 咖啡酸誘導體／綠原酸（青菜）、迷迭香酸（紫蘇）
    - 木酚素／芝麻醇（芝麻）
    - 黃烷酮（柑橘類）
    - 黃烷醇（茶、蘋果、洋蔥）→槲黃素
    - 黃酮酯醇（茶、蘋果、紅酒）—兒茶素（綠茶）
      - 茶紅素（紅茶）
      - 茶黃素（紅茶）
    - 黃酮（芹菜）
    - 異黃酮（大豆）
    - 花青素（紅酒、小藍莓、櫻桃）—原花青素（松樹皮萃取物、小紅莓）

○「植物生化素」在人體內能發揮媲美藥效的功能，可分為六大類。
○當中尤其以多酚類作用強，歸屬花青素類的紅酒含量豐富。
○白藜蘆醇和柿子所含的槲黃素，因預防疾病和抗老化的功能聞名。

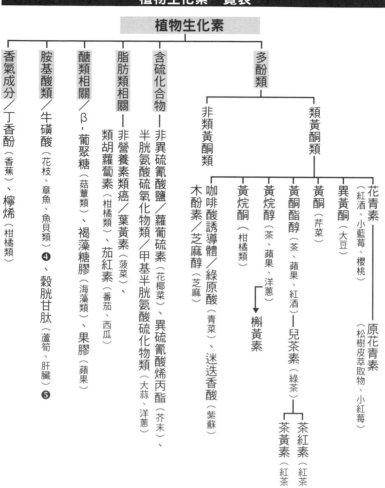

體內能發揮媲美藥效的功能。這六大類植化素當中作用最強的，就是多酚類。

葡萄、草莓、蘋果、柿子……各種水果富含的多酚，是人體製造肌肉時的得力助手，而如果要我從中選出一種做為抗老化之用，我會選擇蘋果。相對於葡萄、草莓有出產的季節性，日本的蘋果產量多、容易取得、物美價廉而又方便保存。

基於以上的理由，所以我經常吃蘋果。

---

譯註❸：植物生化素是近年才被發現的天然化學物質，屬於天然植物色素，人體本身無法自行合成，需要從食物補充。

譯註❹：植化素種類非常多，截至目前為止，就科學家探究與發現的僅四千多種，作者將非植物的花枝、魚列入植化素分類中，是因為牛磺酸為人體不可或缺的元素，其中又以海鮮類所含的量最多。

譯註❺：蘆筍、哈密瓜、秋葵、桃子、菠菜、番茄……等蔬果均含有穀胱甘肽，其中又以肝臟類含量最多。

## 心平氣和、細嚼慢嚥、吃早餐

用餐的時間也關係著健康，習慣深夜用餐的人，和攝取同樣食物、從事相同運動量的人相比，發胖的機率高出很多，我個人的統計數據是一．五至一．七倍，原因就出在BMAL1❻。

這是一種製造脂肪的物質，存在細胞內，但是細胞裡的濃度會隨著一日時間帶的變化而有不同。夜晚十點以後，它會大量釋出，把吃進去的食物幾乎都變成脂肪；相反的，它在早上十點到下午三點左右則是濃度最低的時候，所以在這一時間帶進食，較不容易囤積脂肪。

BMAL1在細胞內的濃度受到遺傳基因的控制，我們無法自行左右它的濃度。如果不想在體內囤積脂肪，就應該盡量避免在晚上十點以後進食。

我在前一章曾經提到ＮＰＹ（神經胜肽Ｙ），以及「身心一體，無法分割」。當我們生氣或是感受到壓力時，大腦會釋放出ＮＰＹ，促使我們暴飲暴食，還會很有效率的將吃進去的食物變成脂肪。ＮＰＹ儲存脂肪的能力，是BMAL1的數倍之多，所以想保持身材不發胖的人，就請在平和的氣氛中愉快進食吧！

前面一再要大家「別這樣、別那樣」，接下來，讓我們轉向正面思維，學習「該這麼做」的積極健康術。

首先就是「細嚼慢嚥」。透過仔細咀嚼，從咀嚼肌會分泌特殊的活性物質，發揮荷爾蒙的作用，其作用比起腰部以下肌肉分泌的抗老化荷爾蒙 myokine 不遑多讓。而且咀嚼肌的活動直接牽動腦部，能活化大腦，作用等同於腦中風的復健運動。

## 酒精本身並不會變成脂肪

在此，也讓我為大家推薦水果以外的優良健康食物吧！

攝取動物性蛋白的人，請盡量選擇距離人類越遠的物種越好。兩條腿的禽類就

譯註❻：BMAL1 是 Brain and Muscle Arnt-Like protein-1 的縮寫，為人體內一種設定生理時鐘的蛋白質，有促進脂肪細胞囤積脂肪的作用。

優於牛、豬等四條腿的哺乳類，而沒有腿的魚類又比禽類更好。狂牛症（牛海綿狀腦病變）就是「同類相食」而產生致死蛋白質的典型範例，如同是在警示人類不可違逆生物界的法則而為。

平日莫忘攝取海藻類。海藻類含有褐藻糖膠等成分，具有抗癌的作用。此外，它還有豐富的碘元素，能刺激甲狀腺作用，因此不要等閒視之。富含維生素的糙米也是我推薦的好食物，胚芽米則含有大量的SOD，能中和活性氧的毒性。

菇蕈類富含$\beta$-葡聚糖等抑制癌作用的成分，而且纖維素多，不妨經常讓它們出現在餐桌上。不少日本人不愛吃乳製品，但是乳製品的鈣質豐富，所以建議適量攝取。

烹飪用的油脂則以天然不易氧化者為佳。我特別推薦初榨橄欖油（Virgin Olive Oil）和荏胡麻油（Egoma Oil❼），而大家熟知的反式脂肪酸就是氧化油脂，為致癌的原因之一。

長壽者的共同點之一，就是體內有高濃度的脂締素（adiponectin），這是一種能預防肥胖與糖尿病、常保血管年輕、血流通暢的良性物質。但是它無法直接攝取，也不能人工製造。脂締素是由脂肪細胞所分泌，而最佳的來源就是大豆。補給脂締素能促進生長荷爾蒙分泌，我認為日本人的長壽與平日喜好食用納豆、豆腐、油豆腐、豆腐皮等大豆食品不無關係。

雞胸肉，特別是連接翅膀部位的雞胸肉，含有大量的甲肌肽（anserine）和肌肽（carnosine），能中和活性氧釋放的毒性。侯鳥等禽類之所以能夠長時間飛行而不疲累，是得力於身上這些特殊物質的效用；牛、豬則只含有少量。生物活動會產生活性氧，禽鳥振翅飛越千百里，必定也會產生很多活性氧，幸好有身上這些特殊物質可以為牠們中和活性氧的毒性。科學研究也已經證實，這些物質因為具有抗氧化能力，將其餵食其他動物，同樣能達到消除疲勞的功效。

動物內臟則富含細胞色素C（Cytochrome C），青甘魚、鮪魚、魚肝等含有輔酶

譯註❼：荏胡麻是唇形科，紫蘇屬，為一年生草本植物。由於荏古麻油是由紫蘇種子所榨出的油，所以也稱紫蘇油，但是與胡麻科，胡麻屬，同為一年生草本植物的胡麻（芝麻）並不同。

Q10（Coenzyme Q10），它們都是細胞合成ＡＴＰ能量時用來促進電流作用的物質，並且具有中和活性氧的效用。

至於避免過量攝取鹽分，這已經是眾所皆知的常識。攝取鹽分越少，罹癌機率越低，這在全世界都是共同的現象。日本人一天可以吃到十至十二公克的鹽，而健康的適度攝取量是六公克。調味的時候用檸檬取代鹽巴，或是用其他不含鈉的鹹味取代鈉鹽等，都是必要的減鹽措施。

最後，我特別要談酒精問題。不少人，甚至是包括醫生在內，都以為酒精會製造中性脂防，事實上並非如此。酒精（乙醇）在人體內會不斷燃燒掉，轉化為「活命的現金」ＡＴＰ，供應身體能量，然後化為二氧化碳和水，所以酒精並不會成為脂肪。

儘管如此，酒精最後還是造成脂肪了，問題就在於身體會優先利用酒精合成ＡＴＰ，所以其他食物都被排除在合成ＡＴＰ的「正路」之外，而變成脂肪。就好像酒精一來，「正路」便客滿，其他人都被擠掉了。以飲用日本酒一合（相當於一百八十C.C.）為例，飲用前後一小時所吃進去的食物全都會被送進成為脂肪的「旁門左道」。基於這一點，請務必留意自己的飲酒方式。

## 六大健康長壽之道

走筆至此，讓我為大家把本書所闡述的，也是我目前深信的健康長壽重點，做一個總整理。它們同樣是我指導病人，而且自己身體力行的保健內容。

①刺激生長荷爾蒙大量分泌。

②利用加速度振動板破壞老舊肌肉。

③踩有氧健身腳踏車（Aero bike）吸入氧氣（每分鐘二至四公升），一面燃燒脂肪酸，一面製造年輕肌肉。

④藉由泡碳酸泉足浴（泡腳）補充二氧化碳，提升體溫，並且飲用飽和的氫氣水。

⑤用心攝取水果（葡萄、蘋果等）補充營養（DHEA、多酚等）。

⑥採取紓解壓力對策（冥想、EMDR）。

針對這六大健康長壽之道，我為大家做個簡單的複習。

①造成老化的根本要因是細胞數量減少，而生長荷爾蒙正可以維持細胞數量。過量的內臟脂肪是諸多疾病的元凶，生長荷爾蒙則是減去內臟脂肪的重要助力，它能讓脂肪分解為容易燃燒的脂肪酸。

人一過二十歲，生長荷爾蒙的分泌就會急速衰減，所以想要抗老化的人必須刻意促進它的分泌，而利用大腦分泌生長荷爾蒙的特定條件，就能達到目的。這一特定條件，便是大腦接收到身體捎來的信號，感知到「有細胞遭受破壞了」，接著釋出生長荷爾蒙來修復細胞。而其具體做法，請見以下的②。

②先用拉扯或負重的方式破壞身體下半身老舊肌肉。過去的作法都要長時間藉助辛苦的負重訓練等無氧運動，才能達到目的，如今有ＮＡＳＡ、鹿島鹿角隊，以及我個人診所引進的最新運動機器，只要一半的功夫就可以實現相同作用。

③破壞老舊肌肉以後，最重要的是製造新的年輕肌肉，這時候就必須改為進行有氧運動。運動的同時也是在燃燒脂肪酸，消除囤積的內臟脂肪。

我建議的最佳運動，是踩有氧健身腳踏車這類重複運動下半身肌肉的運動。它能製造腰部以下年輕肌肉，而這些肌肉會分泌 myokine 此種強力的抗老化荷爾蒙。人類的大腦和細胞都建置了生物的重大法則在其中，當它們接收到這些抗老化荷爾蒙，會做出「此人還有生兒育女、繁衍物種的能力，所以還有用處」的判斷，於是放慢體內老化的速度。

無論是製造年輕肌肉還是消除脂肪，重要的是運動順序必定要遵循②至③的先後，順序一旦顛倒就無法達到效果。

④食物要轉換為熱量，有賴於細胞內進行的 ATP 合成。這一合成過程的最重要主角，就是氫與氧。飲用氫氣水，可以補充人體缺乏的氫元素，協助合成 ATP，同時又可以中和活性氧的毒性，因此意義重大。

另一方面，想要強化氧在合成 ATP 時的效率，提升體溫是訣竅，此時利用二氧化碳最合適不過。燃燒脂肪酸需要氧氣，二氧化碳對於提升氧氣的工作效率大有助益。

最簡單可行的具體辦法，就是把腳浸泡在含有二氧化碳的碳酸泉。

瑜珈等東方呼吸法的要點，無一不是在儲存二氧化碳。要人「放慢呼吸」，其實就是透過深呼吸盡量減少吐出二氧化碳，讓二氧化碳進入血液中。泡澡當然很好，但是泡腳相對比較簡單方便，現在坊間有很多美容沙龍或健身中心都有碳酸泉設備，方便在自家泡腳的裝置也買得到，值得多加利用。

至於為什麼加入二氧化碳有助於提升氧氣的作用呢？

原來，附著在紅血球上的氧對於燃燒脂肪酸完全派不上用場。除非先讓氧離開紅血球，它才能夠發揮燃燒脂肪酸的作用。想要把氧和紅血球拆開，得先給紅血球某一種它喜愛的東西，好讓它願意「琵琶別抱」，放手讓氧離開。紅血球喜愛二氧化碳更甚於氧，所以當二氧化碳進入血液中，紅血球就會放開氧，而緊抱二氧化碳不放。重獲自由之身的氧，自然可以全力燃燒脂肪酸。

泡澡當然可以提升體溫，不過在碳酸泉中簡單泡腳（足浴）十分鐘，就能夠達到必要的二氧化碳飽和度。

提升體溫還有另一種方法，就是利用磁力。人體接觸磁力，血流會受到磁力的電流活動影響而變得活潑，體溫因而升高。為身體保溫是預防疾病的基本條件。

⑤能預防疾病、長保年輕的營養物質很多，而只要是可以透過食物攝取的成分，都應該盡量從天然的食物攝取才好。

長壽者共同的特徵之一，就是體內都含有大量的脫氫表雄酮（Dehydroepiandrosterone, DHEA），它是腎上腺分泌的性荷爾蒙前驅物質，市面上也可見補充DHEA的保健食品。

近年來科學研究發現，白藜蘆醇或胡蘿蔔素等多酚物質可以保護細胞、延長細胞壽命，所以這些物質又被稱為長壽物質，葡萄、蘋果就含有豐富的長壽物質。

⑥冥想是對抗壓力最有效的方法。增加α波在腦波中的比例，可以讓人感到心平氣和，大腦隨之分泌出β內啡肽等有益健康的「愉悅荷爾蒙」。透過冥想，我們會得到不同於日常的嶄新觀點，讓生命更加歡喜自在。

而即使無法做到正規的冥想，也請每天至少撥出五至十分鐘，想一想快樂的事、喜歡的事，做幾次深呼吸。刻意為自己經營跳脫出日常生活的「非常時刻」，十分有益心理健康。

想要消除內心創傷或是執著的痛苦，則不妨求助ＥＭＤＲ，幫助自己重新建立正面的價值觀。ＥＭＤＲ是在冥想狀態下，透過機械性反覆而完成，如果能在精神科（身心科）的專業醫師指導下進行，效果會更顯著。

第八章

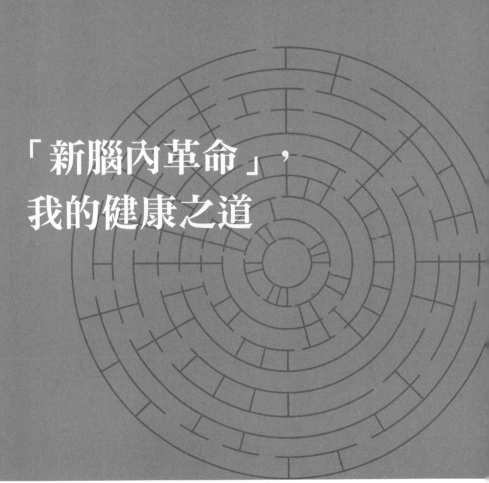

# 「新腦內革命」，我的健康之道

## 所有重要觀念都得自東洋醫外祖父的真傳

筆者四至十八歲的十四年間，都是在寺院裡度過。那是一座遠在岡山縣的禪寺，外公擔任該禪寺的漢醫，我是被他老人家好說歹說硬給拉去的。他要我一年三百六十五天，全年無休的進行苦修，不是不停的敲木魚，就是坐禪冥想。外公還會用草紙描出一輪圓形，命令我將它當成太陽，緊緊凝視不放。修行之外，就是做不完的清掃工作，玩樂的事一概想都別想，我對這樣的生活深惡痛絕，還曾經逃跑，躲在附近的山裡不肯出來。

外公要我絕食不下數十次，連續三到五天只能喝水過活，還曾經整個月只喝薄粥果腹。期間，我昏死了三天，寺裡的出家人都說這樣下去會出人命，紛紛阻止外公。

平常時候，我都要忙到晚上十點才終於可以入浴，洗澡後只能簡單吃一點茶泡飯止飢；每天上床睡覺都已經凌晨十二點，而清晨三點半又得起床了。這樣的生活整整持續了十四年不間斷，我都以為自己活不下去了。

我經年累月的敲木魚，敲著敲著，敲出了節奏，幾年後竟出現不可思議的現象。最初是感覺到頭痛、全身難過（和發生「口袋怪物現象」而昏厥的孩童一樣），但是敲到後來卻通體舒暢，可以聞到沒有的氣味，聽到沒有聽過卻又感覺十分熟悉的音樂，全然的沉浸在安心自在的氣氛裡。

如今回想起來，才知道外公要我做的其實是冥想訓練。

小學年紀的我，幾乎沒有上過學校，所以連寫字的筆劃都亂糟糟。因為沒有學過假名的讀音，按理說是讀不了經文的，但是日本俗諺說得好，「門前小僧，不必學也會讀經」，受到環境的耳濡目染，我把經文聽到背起來了。

高中時，我膽敢說出自己要報考東京大學醫學系，雙親和家人都噴飯，因為我可是個連大字都寫不好的人。但是萬萬沒有想到，我在日本的高中全國模擬考試中，經常拿到西日本前二、三名的成績，彷彿一切都是理所當然。

## 醫生的職責是治未病

上大學時，我善於冥想的絕活也大大的派上用場。只要一進入睡眠腦波，上課內容就輕鬆進入我的腦袋裡，醫學系的課程，我既不預習也不複習，課堂上更幾乎從不抄筆記。秘訣就在於我讓自己一上課便進入冥想狀態。一旦習慣成自然，我到任何地方、在任何狀況下都能進入睡眠腦波。

然而，才進入東京大學醫學系，我立刻發現自己被外公一騙十四年，因為他老人家教我的，和東大教的醫學完全不一樣。由於這個打擊實在太大，我深受動搖。外公常對我說，他是家傳第四代的東洋醫，教我透過脈診掌握病人的身體狀況（藉由三根指頭感知病人的脈象，判斷病人的病情），又教我說觀察病人的神情很重要。

而西方醫學則是透過血液檢查和機器設備，將疾病數據化，並且是採取以患部為治療對象的對症療法。

本書第一章曾經談到，外公總是一再對我耳提面命說：「有病人上門，醫生首先應該向病人道歉。」當時我無法理解外公的心意，還以為是他老人家腦筋不清楚，但是現在，他話中的深意我完全可以心領神會。

外公的意思是：「我等的職責是要治人的未病，如今卻還是讓您生病，真是對不起。」至於「觀察病人的神情」，是因為從患者的神情可以充分讀出他的症狀。這話還有另一層意義，那就是醫生和藹的目光能讓病人感到安心，而這就是一種眼神的布施。

最初就讀醫學系時，我確實信心大受動搖，但是當我後來成為醫生，實際進入醫療現場，和病人的死亡面對面時，我就醒悟過來了。這是一個用切割縫補與藥物浸泡而成的醫療世界，血糖值和血壓等檢驗數據變好，讓患者以為病已經治好了，身體卻和真正的健康漸行漸遠。「這樣子對嗎？」我心中的疑惑越來越強烈。

現在的我多麼希望能再見外公一面，只恨當年沒有向他老人家多學一些。

現在的醫生看感冒，不乏連聽診器都不碰，直接要病人做血液檢查、X光檢查了事。癌末患者耐不住疼痛按呼叫鈴，醫生不願「移駕」到病床邊，直接指示給予硫酸嗎啡交差。病人只要看到醫生的面孔，受到醫生的觸診關懷，就可以感到安心，不把這些小節當作一回事的醫療，算不上是真正的醫療。

## 繼《腦內革命》以後，我心所向的醫療目標

我最初服務於東京遞信病院的外科七年，之後來到東京都教職員互助會三樂病院任職十年。但是，誠如我在書中多次提到，自己一直無法認同現行的醫療型態，於是決定自行開業。我在神奈川縣大和市開設急救醫院，醫院名為「田園都市厚生病院」。醫院裡有二百六十張床，二十六名醫師，我擔任院長二十年。

這期間，我發表著作《腦內革命》，有幸獲得社會極大的迴響，但同時也遭受猛烈撻伐。我提出「吃太多會造成身體釋出毒性而早死」、「大腦會分泌腦內嗎啡」、「冥想很重要」等主張，被人質疑、批判。但是這十六年來，歲月一再為我證明當初《腦內革命》的倡議正確無誤。

關於內臟脂肪，科學界已知它會和身體的白血球作戰，也將它引發的健康問題定名為新陳代謝症候群。而關於冥想，阪神大地震發生後，精神科醫師運用它有效幫助病人，而ＷＨＯ也在健康的定義中追加了「靈性的健康」這一概念。

時間為我證明了十六年前所提出的主張，幾乎都沒有錯。如今一般人皆能琅琅

上口的腦科學，當初由我搶先發表，這也頗讓我引以自豪。善用自己體內已經俱足的自癒能力，比依賴藥物強過太多，每日的運動和飲食必定要慎重看待，這些都是我當年的主張，現在已經被政府厚生勞動省列為國民養生保健方針。

當年，某周刊曾爆料說「某某醫院用水消毒胃鏡」，周刊所說的「水」，就是本書提到的臭氧水。這在當時可謂創新之舉，但是現在任何一家日本的醫院都是用臭氧消毒胃鏡。包括這種種無的放矢的檢舉在內，我被迫面對排山倒海而來的非難。

二〇〇七年，我結束了自己的田園都市厚生病院，當時盛傳《腦內革命》作者春山茂雄的醫院倒閉，著實引起很大的騷動。

事隔多年，我第一次在此說出真相。當初我並非倒閉，而是自行結束醫院。

簡單講，我是為了夢想而關閉醫院的。我這麼說，讀者們或許不容易理解，不過當初設立醫院，我滿懷雄心壯志，我認為日本現行的醫療體制形同是鼓勵醫院去執行那些謬誤的醫療、遭患者嫌惡的陋習和種種不該有的事，醫院若不這麼做，就無法經營下去，這豈不是荒唐。而我所開辦的醫院，就是為召喚新醫療制度而升起的狼煙，我的使命感促使我這麼做。可是周圍的人都勸我不要輕舉妄動，另一半也撂下狠話說：「要經營醫院就別倒閉。你萬一破產，我就和你離婚。」

但是我無法扭曲自己身為醫生的良心。如果拒絕救護車送來的急診病人、引進更有賺頭的治療，醫院的經營會容易得多吧！以我擁有二百六十張床位的醫院來說，根據法規，院方有維持六張空床位的義務，而我總是堅持到底，絕不犯規。正因為如此，雖然我是位在神奈川縣的醫院，卻多次受到千葉縣和東京都等地的當局表揚，就是我從不拒絕急診病患。

我的醫院幾乎是來者不拒，高齡者也好，街友也好，我都照收不誤。有一名街友因為餓過頭，喊說肚子痛，被救護車送到我的醫院急診。醫生為他做腹部觸診，謊言立刻穿幫。就算是如此，我也從不拒絕這樣的病人。如果是夜間，職員已經下班，我會自己打開販賣部的門鎖，讓肚子餓的患者喝牛奶。有時我已經下班回到家，值班醫生怒氣沖沖的把我叫回去，說是這樣的病人又來了，我還是得開車趕回醫院處理。

對醫院的經營來說，單人病房是最賺錢的，但是我因為不收取單人病房的額外加費，所以單人病房一下子爆滿，來的全是憂鬱症病患。等到我一回神，才發現醫院收的都是領生活補助金或是繳不起住院費的人，偏偏我也不可能將病人趕出去。加上我主張能不開藥就不開藥，於是醫院可以開闢的財源變得少之又少。

雖然如此，醫院也不是真的經營不下去。當時，醫院還有八億日圓現金，我請醫院經理估算一下，如果結束營業，應該發給員工多少遣散費。精算以後知道，所有的遣散費用還不到八億日圓。我於是決定，在不損害到員工權益的條件下，及時結束醫院才能堅守自己的理想。

我也曾批評厚生勞動省的醫療行政，指出官員不肯站在患者的立場為病人著想。可能是因為這樣，好幾次受到相關主管單位的「特別照顧」，想要在我的醫院設法找出一些違法事端，卻總是徒勞無功。

我如果將醫院賣給其他人經營，自然可以悠哉過日。但是我不願意把自己投入靈魂的事業，全權假手他人，總希望醫院在我的手上有始有終，就是不想要聽到病人說，「這家醫院完全變了一個樣」。總之，我想要活得像自己。

現在，我已經向著下一個目標啟動。自二〇〇八年起，我開設保健醫療機構，延續我一貫的保健指導工作。當今的日本女性，因為乳癌罹患率節節升高而人人自危，可是乳癌檢查的乳房X光攝影並不是專為日本人設計，所以讓接受檢查的人感到疼痛難忍。這時候，政府就應該投入納稅人的錢來改善檢驗設備才對。我的機構已經備妥一台日本難得一見的無痛檢驗儀器，這是為日本人所設計，並且獲得FDA（美國食品藥品監督管理局）所認可的特別醫療儀器。

連同這些挑戰在內，我決心要奉行自己的信念，實現醫療理想。

最後，我仍然要反覆呼籲所有追求健康長壽的讀者，每一個人的身體都擁有神奇的功能，雖然人人體會不同，但是都請務必用心去領會。我們的身體其實已經具備製造良藥的能力，可以生產各種預防疾病、防止老化的靈方，而對於大腦，我們所能做的並非控制，而是了解大腦的習性並善加利用，只要明白萬物運作的原理，健康絕對不是難事。但是身在如今這個時代，只有肉體的健康尚且不足，更重要的是心靈的健康。所以在日常生活中，從事冥想等東方的養生修行之道，每天務必給自己一點跳脫日常的「非常時刻」。

如果可以這麼做，想必能讓自己身心都受益，獲得真健康。

## 參考文獻


- 《糖尿病治療指南（2010）》文光堂　日本糖尿病學會編
- 《高血壓治療指導方針 2009》日本高血壓學會　日本高血壓學會治療指導方針製定委員會編
- 《胰島素療法手冊》文光堂　小林正編
- 《運動生理學 20 講》朝倉書店　勝田茂
- 《快樂物質腦內啡》青土社　Joel Davis
- 《DNA 裡有靈魂嗎？》講談社　Francis Crick
- 《DNA 學》講談社　柳田充弘
- 《脂質的科學》朝倉書店　中村治雄
- 《法華經》岩波書店　植木雅俊
- 《精神生態學》新思索社　Gregory Bateson
- 《加壓負重訓練的理論與實踐》講談社　佐藤義昭、石井直方、中島敏明、安部孝編
- 《圖解氫能量最前線》工業調查會　文部科學省科學技術政策研究所科學技術動向研究中心著

最新增訂

# 巨變的時代，重新思考健康的真諦

二〇二〇是不平靜的一年，除了面對世界局勢的不穩定、各種天然的災害，疫情更是大家揮之不去的夢魘。

從病毒疫情爆發開始，主流醫學對疫情提出的對策反反覆覆，讓飽受驚嚇的大眾無所適從，全世界則專注在發展疫苗，即使有了特效藥，但是可以預見未來還會有更致命的傳染病等待解答。

以現代醫學著稱的歐美先進國家，在面對疫情、癌症以及各種慢性疾病，主要還是採用對抗療法，藉由藥物壓制症狀，卻常常無法有效的解決病源。不禁讓人開始反思，對過往大眾深信不疑的傳統西方醫療是否也存在著系統性的問題。

《新腦內革命》作者春山茂雄醫師，在面對現代疾病提出異於傳統西醫的見解。例如結合傳統治未病的預防醫學概念，很符合未來健康管理的時代。面對疾病與健康其實是兩種完全不同面相的思維。

不生病不代表健康，因此許多疾病的檢測和治療方式對於亞健康、健康族群便顯得不那麼貼切，而藥物更不是這類人所需要的。對於健康的人，是否只能被動的等待疾病發生呢？當然不是！春山茂雄醫師根據科學研究，以及對於東西方醫學的體悟，提出了許多的養生觀念，並且身體力行，實現七十一歲仍擁有二十八歲的身體素質。

早在二十年前，春山茂雄醫師即在《腦內革命》著作中，提出「內臟脂肪囤積是萬病之源」的概念，在當時受到醫學界大量的質疑。然而，現在已經成為大家所熟知的醫學概念。

筆者閱讀《新腦內革命》後，深信作者確實是走在醫學的時代前緣，在書中根據東方醫學與荷爾蒙、生理學、運動醫學、腦科學，以及大量的臨床經驗提供了具體的實踐方法。

從不吃藥、飲食的選擇、運動的方式、生活習慣、思想、呼吸、靜坐冥想都提出打破匡架另人耳目一新的活化大腦主張，透過大腦的活化達到健康、逆齡甚至天人合一的目標。相信這些主張將成為下一世代健康的主流思潮！

功能神經學專家・美國脊骨神經醫學博士

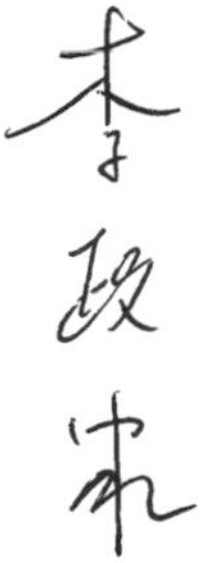

# 新腦內革命【增訂版】
## 春山茂雄71歲，擁有28歲青春的不老奇蹟！

作　　者：春山茂雄
譯　　者：胡慧文
美術設計：陳瑀聲

責任編輯：何　喬
社　　長：洪美華

出　　版：新自然主義
　　　　　幸福綠光股份有限公司
地　　址：台北市杭州南路一段63號9樓之1
電　　話：(02)23925338
傳　　真：(02)23925380
網　　址：www.thirdnature.com.tw
E-mail：reader@thirdnature.com.tw
電腦排版：中原造像股份有限公司
印　　製：中原造像股份有限公司
初版23刷：2016年 9 月
三版七刷：2024年 5 月
郵撥帳號：50130123 幸福綠光股份有限公司
定　　價：新台幣300元（平裝）



本書如有缺頁、破損、倒裝，請寄回更換。
ISBN 978-957-9528-91-7

總經銷：聯合發行股份有限公司
新北市新店區寶橋路235巷6弄6號2樓
電話：(02)29178022 傳真：(02)29156275

國家圖書館出版品預行編目資料

新腦內革命／春山茂雄著；胡慧文譯. -- 三版.
—臺北市：新自然主義，幸福綠光，2020.09
　面；公分
ISBN 978-957-9528-91-7（平裝）
1. 健康法
411.1　　　109011828

新自然主義

新自然主義